Conseils et principes chinois en esthétique

Données de catalogage avant publication (Canada)

Plante, Jacqueline, 1951-

    Conseils et principes chinois en esthétique

    (Collection Santé naturelle)

    ISBN 2-7640-0364-1

1. Soins de beauté. 2. Produits de beauté. 3. Peau – Soins et hygiène. I. Titre. II. Collection : Collection Santé naturelle (Outremont, Québec).

TT958.P52 2000   646.7'2   C99-940971-9

LES ÉDITIONS QUEBECOR
7, chemin Bates
Outremont (Québec)
H2V 1A6
Tél. : (514) 270-1746

©2000, Les Éditions Quebecor
Bibliothèque nationale du Québec
Bibliothèque nationale du Canada
ISBN : 2-7640-0364-1

Éditeur : Jacques Simard
Coordonnatrice de la production : Dianne Rioux
Conception de la page couverture : Bernard Langlois
Photo de l'auteure : Marc Dussault
Infographie : René Jacob, 15e Avenue infographie

Nous reconnaissons l'aide financière du gouvernement du Canada par l'entremise du Programme d'Aide au Développement de l'Industrie de l'Édition pour nos activités d'édition.

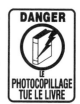

Conseils et principes chinois en esthétique

Jacqueline Plante

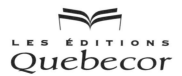

LES ÉDITIONS
Quebecor

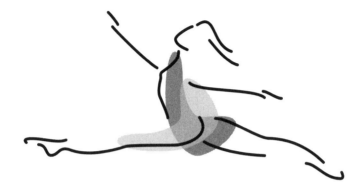

Introduction

La philosophie chinoise, sur laquelle j'insiste tout au long de ce livre, m'a appris à mieux vivre les événements de la vie, tant sur le plan mental que sur le plan physique.

C'est une science qui nous enseigne une nouvelle façon de voir la vie et nous aide à mieux saisir le sens des échecs, des épreuves et des drames que l'existence nous impose. Plus nous connaissons cette science, plus nous sommes en mesure de cheminer rapidement dans notre évolution spirituelle et de mieux gérer les événements incontournables de la vie.

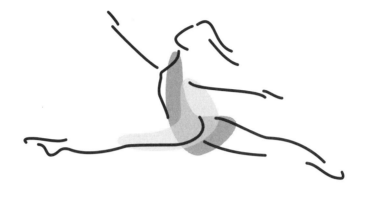

Chapitre 1

L'esthétique: philosophie et principes généraux

Aussi surprenant que cela puisse vous paraître, l'esthétique, telle que nous la pratiquons de nos jours, prend sa source dans la philosophie chinoise et remonte aussi loin que 3700 ans avant Jésus-Christ.

Par définition, l'esthétique est une science qui harmonise beauté, santé et mental. Elle consiste à mettre en évidence le caractère harmonieux de toute création et à assurer l'équilibre de ses parties. Ainsi, on peut dire qu'une peinture ou une sculpture est esthétique lorsque ses formes et ses proportions correspondent à l'équilibre naturel de la chose ou de l'être qu'elle est censée représenter.

Il en va de même en matière de beauté. L'utilisation de produits et le recours aux massages, aux bains, aux drainages et aux soins du visage, pour ne nommer que ces pratiques, visent à rééquilibrer le corps, et ce, non seulement dans son aspect extérieur, mais aussi dans son bien-être général sur les plans physique et mental.

La philosophie chinoise

Il n'est pas dans mon intention de vous donner ici un cours approfondi sur la philosophie chinoise, mais je crois qu'il est essentiel d'en exposer certaines notions qui sont à la base de plus de 5 000 ans d'histoire.

Les Chinois avaient constaté que l'étoile Polaire était fixe et qu'il était possible, à partir de celle-ci, d'observer le ciel dans toute sa dimension. Ils ont essayé de comprendre l'infiniment petit par rapport à l'infiniment grand, c'est-à-dire le ciel par rapport à cette étoile.

Ils ont transmis cette loi à la vie terrestre et la terre est devenue, pour eux, l'étoile du nord. À partir de là, ils ont créé les points cardinaux, ont compris le déroulement de la journée et les étapes d'une année divisée en quatre saisons.

Par la suite, l'homme s'est rendu compte qu'il était le point de réunion entre le ciel et la terre, qu'il était à la fois aérien et terrien, avec la tête pointée vers le ciel et les pieds bien ancrés sur terre. Grâce au ciel, l'homme est un être créatif ; grâce à la terre, il peut conserver son équilibre.

Comme complément à ce principe, les Chinois ont élaboré trois notions fondamentales : le tao, le yin et le yang ; et les cinq éléments.

Le tao est l'expression de l'équilibre, de l'absolu, de l'invariable milieu. Il est comme l'axe nécessaire au fonctionnement de la roue du monde phénoménal.

Le yin et le yang illustrent le rapport activité/inertie que l'on trouve en tout. Ainsi, il est possible de classer dans ces deux catégories à peu près toutes les créations, les situations et les émotions. En voici une liste bien partielle qui vous fera comprendre la base de cette approche.

Yang	Yin
homme	femme
soleil	lune
force	inertie
lumière	obscurité
été	hiver

chaleur	froid
externe	interne
travail	repos
activité	passivité

À cette liste, on pourrait ajouter toutes les oppositions, tous les contraires, toutes les complémentarités que l'on rencontre dans la vie. Un élément, une attitude, une réaction ne va jamais sans l'autre. La nature physique et la nature humaine sont ainsi faites selon les Chinois.

Les cinq éléments (le bois, le feu, la terre, le métal et l'eau) servent à maintenir l'équilibre des énergies suivant le principe de la loi du yin et du yang. Ils sont régis suivant deux modalités de l'évolution :

1. l'ordre de production :
   – le bois produit le feu,
   – le feu produit la terre,
   – la terre produit le métal,
   – le métal produit l'eau,
   – l'eau produit le bois ;

2. l'ordre de destruction :
   – le feu détruit le métal,
   – le métal détruit le bois,
   – le bois détruit la terre,

- la terre détruit l'eau,
- l'eau détruit le feu.

Ainsi, chaque élément se présente sous le double aspect de détruire et d'être détruit, de produire et d'être produit. Selon les lois chinoises, la production entraîne la destruction, et réciproquement, afin qu'en tout temps, l'équilibre soit conservé.

La tradition chinoise pose comme principe que «le cosmos se reflète dans l'homme» et, comme corollaire à ce principe, que «le rythme énergétique de l'homme est lié au rythme énergétique cosmique». L'homme a, en lui, le tao, le yin et le yang ainsi que les cinq éléments.

En médecine chinoise, la théorie des cinq éléments, lorsqu'elle est appliquée à l'organisme humain, peut se présenter de la façon suivante. Nous sommes simultanément sujets à des phénomènes de stimulation (production) et d'inhibition (destruction) qui garantissent l'équilibre physiologique. Une rupture d'équilibre peut être imputable à un excès (ce que les Chinois qualifient d'empiètement) ou à une insuffisance (ou mépris, selon eux) énergétique. Lorsque l'énergie de l'organe est en excès, elle affaiblit l'organe dont elle triomphe. Lorsque l'énergie est en insuffisance, elle subit l'attaque de l'organe dont elle devrait triompher (mépris) et de l'organe dont elle ne peut pas triompher (empiètement).

Lorsqu'il y a dysharmonie, il y a maladie. Des techniques comme le drainage lympho-énergétique servent essentiellement à réharmoniser l'énergie et, par conséquent, à remettre en bon état le terrain de l'individu.

Il en est de même avec l'esthétique moderne, qui a comme mission d'agir uniquement sur l'enveloppe du corps à partir de produits naturels composés, pour la plupart, de plantes, d'huiles essentielles et d'algues. Après les principes chinois, l'esthétique a établi des assises plus scientifiques qui donnent des résultats surprenants. Son action est possible grâce à la visualisation.

La philosophie chinoise n'en est pas pour autant reléguée aux oubliettes. Elle aide les Occidentaux à adopter un nouveau mode de raisonnement et une façon très différente d'aborder le monde. Ce raisonnement repose sur trois notions : la beauté, la santé et le mental. L'harmonie de ces trois éléments est fondamentale. La beauté est un signe de santé et la santé permet d'avoir un mental en équilibre.

Pour conserver cette harmonie ou la rétablir lorsqu'il y a dysfonctionnement, les plantes sont des éléments essentiels sur lesquels on peut compter. En Chine, on attribue à l'empereur Chun-Nong les premières découvertes de la valeur médicinale des plantes. Tout cela se passait il y a plus de 5 000 ans. L'histoire raconte qu'il fit lui-même l'essai de nombreuses plantes, qu'il en colligea les effets et, finalement, qu'il mourut d'avoir trop mangé d'une herbe qui contenait un poison violent. Il laissa à la postérité un document important recensant une centaine de plantes et décrivant plus de 200 préparations.

Au long des siècles, de nombreux herboristes prirent la relève et mirent au point une médecine traditionnelle qui a encore cours de nos jours. Au XVIᵉ siècle, un autre Chinois, Li Shih-Chen, publia en 52 volumes le *Catalogue des plantes médicinales* dans lequel sont décrites pas moins de 1 100 plantes et de 11 000 formules pour préparer des médications. Il suffit d'aller dans certaines boutiques des quartiers chinois des grandes villes, Montréal par exemple, pour rencontrer des spécialistes qui concoctent encore de ces préparations.

La loi du ternaire

Autre élément important, dans la philosophie chinoise : tout va par trois. Il y a, au départ, le ciel, la terre et l'humain. L'humain représente le parfait équilibre, le point d'union entre le ciel et la terre. Il se nourrit des énergies célestes et terrestres. Il y a les trois étapes du temps : le passé, le présent et l'avenir ; les trois étapes de la vie : la naissance, l'évolution et la mort qui peuvent être associées à un voyage avec son départ, son trajet et son arrivée ; les trois signes de la nature : le minéral, le végétal et l'animal. Et pour que l'homme existe, il faut qu'il y ait matière, énergie et pensée.

On peut aussi faire référence à la composition de la cellule – le noyau, le protoplasme et la membrane – et aux trois constituants de la matière organique – les glucides, les protides et les lipides.

Cette loi du ternaire peut vous paraître difficile à saisir, mais elle reste, à mon sens, des plus logiques. C'est une philosophie qui nous amène à la réflexion et à mieux comprendre les événements de la vie. L'énergie de la pensée, qui nous vient de là-haut, du cosmos, nous permet d'évoluer sur le plan mental et de créer tout ce qui est autour de nous.

Dès la naissance, le mental commence son évolution, qui se poursuivra de façon ininterrompue jusqu'aux derniers jours de la vie. Le physique, par contre, connaît aussi son évolution, mais selon un ordre différent. Jusqu'à l'âge adulte, il y a croissance, puis commence la dégénérescence qui conduit à un retour à la terre. On ne peut pas y échapper, mais il y a moyen de retarder cette dégradation en accordant à notre corps les soins qu'il mérite. C'est le rôle de l'esthétique.

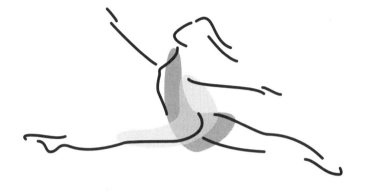

Chapítre 2

La peau, bien plus qu'une simple enveloppe

Du crâne jusqu'à la plante des pieds, la peau est l'enveloppe qui recouvre entièrement notre corps. Il ne faudrait pourtant pas s'imaginer qu'il s'agit là d'un vêtement comme les autres. La peau n'est pas inerte; c'est un appareil complexe possédant son propre métabolisme. La peau vit, respire, élimine et se régénère. Elle est le support d'une organisation de récepteurs qui nous permettent d'être en contact avec notre environnement et de nous fournir une foule d'informations précieuses. Fait-il chaud ou froid? Est-ce doux ou rugueux? Est-ce acéré ou tendre? La peau nous révèle tout ça. Sans compter qu'elle deviendra rouge sous l'effet de la gêne, jaune dans les cas d'ictère ou qu'elle exprimera des boutons dans les cas d'allergies. On peut donc dire qu'elle est le lien entre notre intérieur, physique ou mental, et l'extérieur.

La peau est d'une épaisseur variable selon les parties du corps et les individus. Elle a de 0,5 mm à 4 mm d'épaisseur et comprend trois parties distinctes : l'épiderme à la surface, le derme comme couche intermédiaire et l'hypoderme sur lequel repose le derme.

L'épiderme

L'épiderme se compose de six couches cellulaires qui se succèdent de la surface vers la profondeur dans l'ordre suivant :

1. La couche desquamante faite de cellules mortes et de cellules kératinisées ;

2. La couche cornée d'exfoliation composée de cellules plates et mortes dépourvues de noyau. Celles-ci sont pleines d'une substance riche en une protéine fibreuse sulfurée, la kératine, qui tend à s'imbiber d'eau ;

3. La couche claire, qui ne se trouve que dans les régions palmaires et plantaires. Elle contient des granules d'éléidine, une substance grasse et fluide ou semi-fluide ;

4. La couche granuleuse, qui contient des cellules en forme de losange disposées en deux ou trois rangées ;

5. La couche épineuse, appelée ainsi parce qu'elle est formée de cellules présentant des prolongements en forme d'épine qui les relient les unes aux autres et délimitent des espaces contenant des liquides nutritifs ;

6. La couche basale, constituée de cellules germinatives qui possèdent la propriété de se reproduire et de remplacer les éléments superficiels. C'est au niveau de la couche basale que l'on trouve les mélanocytes, qui donnent à la peau sa coloration habituelle.

Les cellules partent donc des profondeurs de la peau pour se répandre vers la surface. En vieillissant, les cellules passent dans les couches supérieures pour aboutir à la couche cornée superficielle, où elles meurent et sont éliminées par exfoliation.

Le derme

Le derme est un tissu conjonctif et fibreux qui sert de soutien à la peau. Il comprend les poils, les glandes sébacées, les glandes sudoripares et les récepteurs tactiles.

L'hypoderme

Sur la plus grande partie de son étendue, la peau est doublée d'une couche sous-cutanée, qui forme l'hypoderme.

Les fonctions de la peau

La peau remplit plusieurs fonctions essentielles. Les voici.

La protection mécanique. Outre la pression atmosphérique, la peau doit supporter différentes agressions, qu'elle parvient à vaincre grâce à la résistance des cellules kératinisées de la couche cornée, à ses fibres élastiques et au coussinet adipeux qui se trouve sous le derme. Elle réagit contre l'usure par un épaississement de la couche cornée communément appelé « callosité ».

La fonction sécrétrice. Les glandes sébacées et sudoripares sécrètent le sébum et la sueur permettant à la peau de jouer un rôle sécréteur. Du point de vue chimique, le sébum se compose d'acides gras qui donnent à la peau son odeur particulière. De plus, les glandes sébacées et sudoripares sont pourvues de minuscules muscles qui assurent, par leurs contractions, l'émission de la sécrétion glandulaire. Ces contractions peuvent être provoquées par des stimulations émotives, des variations de température, des stimulations hormonales et l'irrigation sanguine.

La fonction d'élimination. La peau élimine les déchets de l'organisme. Elle a donc une fonction désintoxiquante. La sueur, par exemple, est composée de 95 % d'eau et, pour le reste, de sels minéraux, d'acides gras, de glucides, d'enzymes et de déchets du métabolisme cellulaire. Il y a donc une étroite corrélation entre les fonctions d'élimination de la peau et des reins.

L'activité thermorégulatrice. Les réactions chimiques qui se déroulent à l'intérieur du corps humain produisent de la chaleur. Toutefois, le corps doit conserver en permanence une température d'environ 37 °C. Pour assurer cet équilibre, notre cerveau possède des centres nerveux qui jouent un rôle de régulateur. La peau participe, elle aussi, à cette fonction thermorégulatrice grâce aux pouvoirs de vasoconstriction et de vasodilatation des vaisseaux sanguins qu'elle renferme.

La fonction de renouvellement. Le renouvellement de la peau s'effectue au niveau de la couche basale et les cellules migrent, peu à peu, vers les couches supérieures, où elles meurent et sont éliminées par frottement. La beauté et la fraîcheur de la peau dépendent de la rapidité avec laquelle se produit cette reproduction cellulaire. Avec l'âge, celle-ci décroît quelque peu.

La pigmentation. La couche profonde de l'épiderme contient des mélanocytes, des cellules produisant un pigment brun appelé mélanine qui donne à la peau sa couleur distinctive. La mélanine a également une fonction protectrice, car elle défend la peau comme un écran en absorbant les rayons ultraviolets. La production accrue de mélanine est à l'origine du bronzage.

L'action bactéricide. Lorsque les germes entrent en contact avec la peau, ils se heurtent à une barrière acide efficace. Ce revêtement est, en réalité, une mince couche formée par les produits de la sécrétion sébacée émulsionnée dans la sueur. L'action bactéricide de la peau semble provenir principalement de l'acide lactique contenu dans la sueur.

L'absorption. L'absorption s'effectue là où les substances peuvent être correctement véhiculées. En dehors des follicules, les substances absorbées ne pénètrent guère au-delà de la couche cornée, en raison de l'imperméabilité des tissus. Soulignons enfin que le massage facilite l'absorption des substances par le déplacement mécanique des petites bulles d'air qui se trouvent à l'embouchure des follicules pileux.

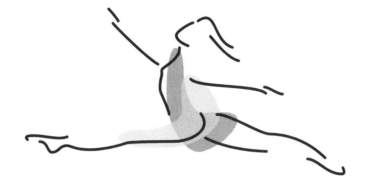

Chapitre 3

La circulation de l'énergie

L'énergie circule dans notre corps par les méridiens. Ce sont de petits circuits qui ont pour rôle de transporter l'énergie vers l'organe ou la viscère auxquels ils sont associés.

Les premiers trajets des méridiens ont été découverts à l'hôpital Cochin, en France. Ils ont été radiographiés grâce à l'injection d'un liquide sur des points d'énergie précis, démontrant ainsi leur existence et leur trajet. Le même liquide injecté hors point demeurait stagnant. On a donc pu confirmer leur existence.

Les méridiens principaux sont au nombre de douze, comme les douze mois de l'année, et chacun représente un organe ou une viscère. Pour mieux vous situer, on parlera des méridiens de l'estomac, de la rate et du pancréas, de la vésicule biliaire, du foie, de la vessie, des reins, du gros intestin, des poumons, de l'intestin grêle et du cœur. Les deux derniers ont pour mission d'assurer des fonctions organiques ; il s'agit du triple réchauffeur et du maître du cœur.

Sur les trajets, nous localisons des points d'énergie qui peuvent être reconnus au toucher : une légère cavité ou une dépression permet leur identification. Le corps humain comprend 365 points d'énergie comme les 365 jours de l'année.

L'énergie qui circule dans les méridiens nourrit les trois principaux foyers de l'organisme. Il y a d'abord le foyer de régénération qui inclut les poumons et le cœur. Le foyer d'assimilation regroupe, lui, le foie, la vésicule biliaire, la rate et le pancréas, puis l'estomac. Enfin, le foyer d'élimination est composé de l'intestin grêle, du gros intestin, des reins et de la vessie.

Ces trois foyers comprennent des points d'énergie sur lesquels il est possible d'exercer des pressions avec les doigts pour en rééquilibrer l'énergie et pour favoriser une meilleure élimination des déchets de l'organisme par les voies urinaires et intestinales.

En esthétique, on utilise le drainage énergétique associé au drainage lymphatique pour obtenir un maximum d'efficacité. Mais avant d'en parler plus en détail, il convient de jeter un coup d'œil à la lymphe.

L'énergie et la lymphe

La lymphe est un liquide incolore, issu du sang, circulant également dans tout notre organisme et dont le rôle principal est de nourrir nos cellules. On a évalué qu'un corps de 100 kilos contenait environ 5 litres de sang et 65 litres de lymphe. C'est grâce à elle si nos coupures et nos blessures peuvent se cicatriser.

Lorsque le sang part du cœur, il circule dans les artères, qui se divisent en nombreuses artérioles. L'artériole se termine par un capillaire fenestré, appelé ainsi car il est parsemé de petits trous qui filtrent le sang. Ces trous sont assez grands pour laisser passer les éléments nutritifs, mais pas assez pour laisser échapper les globules rouges. La plus grande partie du sang filtré est récupérée par une veinule qui va se jeter dans une veine et est retournée au cœur.

Les relais ganglionnaires jouent un rôle majeur, celui de filtres épurateurs. Ils se trouvent dans les membres inférieurs, supérieurs, dans la tête, le thorax et l'abdomen. Ce sont eux qui nous alertent en cas d'infection.

Il y a quatre types de lymphes. La lymphe circulatoire naît dans les vaisseaux capillaires et la peau, et circule dans ses vaisseaux lymphatiques propres. La lymphe interstitielle constitue le liquide dans lequel baignent nos cellules. La lymphe cellulaire comprend le protoplasme et le cytoplasme, un composé chimique complexe qui forme la cellule. Enfin, le corps comprend aussi la lymphe chylifère qui circule à travers les intestins; c'est la seule qui soit surchargée de masse lipidique, donc épaissie, pendant la digestion.

Le liquide lymphatique nous défend contre les infections et transporte les déchets de l'organisme jusqu'au sang, puis vers les émonctoires pour, finalement, les faire évacuer par les voies urinaires et intestinales. Une lymphe encrassée ralentit énormément cette évacuation naturelle produite par l'organisme. Dans cet état, elle lance un cri d'alarme qui est ressenti par l'organe touché et il est alors essentiel de la drainer pour lui permettre d'évacuer ses déchets le plus rapidement possible.

Les mouvements de drainage lymphatique combinés à un drainage énergétique permettent d'activer le processus d'élimination. Il faut alors faire appel à un ou à une spécialiste parce que ces techniques demandent une certaine dextérité.

Le drainage lympho-énergétique

Le drainage lympho-énergétique permet une accélération de l'évacuation des déchets des liquides tissulaires. Lorsqu'il est prodigué par une personne d'expérience, ce drainage active de dix à vingt fois l'élimination.

Alors qu'un massage classique a pour but de détendre les muscles, le drainage, lui, a pour objectif de favoriser la circulation lymphatique. On doit avoir recours à des mouvements de pompage-ventousage. Ce pompage-ventousage vise à refouler les liquides aspirés, à les répartir dans les tissus et à les orienter dans le sens de la circulation de retour.

C'est un massage tout à la fois léger, harmonieux, rythmé et ferme. Si les mains de celui ou de celle qui le pratique sont crispées, elles peuvent entraîner une obturation des capillaires lymphatiques, ce qui est le contraire du but visé. Un drainage lymphatique efficace entraîne une détente apaisante et la lymphe retrouve l'oxygène dont elle a besoin et les substances nourricières et régénératrices qui lui permettent de jouer le rôle qui lui est assigné.

Sans vouloir entrer dans trop de détails techniques, voici cinq mouvements que devrait pratiquer sur vous une personne d'expérience.

Le massage commence par un simple effleurage de la peau. Suivent des mouvements circulaires avec le plat des quatre doigts. Ces pressions doivent suivre un rythme croissant, puis décroissant. L'effet en profondeur engendre une sensation de détente et calme la douleur.

Le troisième mouvement consiste en des massages spiralés, concentriques puis excentriques, effectués par les pouces. Le ou la spécialiste pratiquera par la suite des mouvements transversaux ou circulaires effectués par les pouces en direction des quatre autres doigts.

Finalement, un drainage circulaire fait par des mouvements coordonnés assure au massage un rythme agréable. Sans pincer la peau, les pouces répètent les mouvements précédents, tandis que les articulations des mains exécutent des mouvements circulaires, les paumes agissant comme une pompe aspirante.

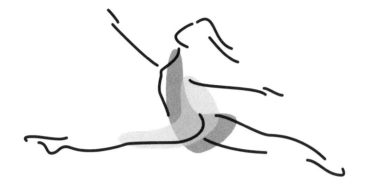

Chapitre 4

Les huiles essentielles

Alors que la phytothérapie utilise la plante ou l'une de ses parties, l'aromathérapie fait appel plutôt à l'huile essentielle qu'elle contient. Ce n'est pas d'hier que les vertus thérapeutiques des huiles sont connues. Les Chinois, les Indiens, les Perses et les Égyptiens ont appris à extraire des plantes ces corps aromatiques et les ont utilisés pour les sacrifices et les embaumements.

Les Chinois brûlaient des bois aromatiques, des plantes et de l'encens pour les offrir à leurs dieux. Les Indiens, eux, prescrivaient les massages aromatiques pour soigner les malades. En Égypte, on a découvert des écrits remontant à 1500 ans avant Jésus-Christ qui établissaient des recettes de médicaments à base d'huiles essentielles et de plantes. Un médecin arabo-islamique, Ibn Sina, mieux connu sous le nom d'Avicenne, colligea le *Canon de la médecine* qui fut longtemps la base de la science médicale et qui recommandait abondamment l'utilisation de plantes et d'huiles dans les traitements.

C'est au Proche-Orient que l'on découvrit le principe de la distillation pour obtenir les huiles essentielles, particulièrement celle de la rose. Plus tard, beaucoup plus tard, du côté de l'Allemagne et de l'Angleterre, on fit appel aux vertus antiseptiques des huiles essentielles pour contrer des maladies aussi graves que la peste.

Le mot *aromathérapie* ne fit pourtant son apparition qu'en 1928, lorsque René Maurice Gattefosse découvrit accidentellement les propriétés de guérison de la lavande. Après s'être infligé de sérieuses brûlures aux mains au cours d'une expérience de chimie, il plongea celles-ci dans une cuve remplie d'huile de lavande. À sa grande surprise, ses mains guérirent très rapidement et les brûlures ne laissèrent aucune cicatrice. Cette expérience, bien involontaire, lui valut le titre de *père fondateur de l'aromathérapie*.

De nos jours, l'extraction des essences est devenue une spécialité industrielle, en particulier depuis le développement de la parfumerie. Mais qui connaît mieux son travail que l'artisan ?

Les huiles essentielles ont participé au développement d'une nouvelle médecine naturelle de plus en plus répandue et l'esthétique en a abondamment tiré parti. Les huiles essentielles occupent une place prépondérante dans les soins de beauté, car elles sont l'essence même de la phytoesthétique.

Les huiles essentielles sont des liquides non graisseux que l'on parvient à extraire des plantes, des racines, des fleurs, des fruits, des bois et des épices. Ce sont des substances très volatiles qui contiennent des hormones, des vitamines et des composantes antibiotiques et antiseptiques. La façon la plus courante de les obtenir est la distillation par la vapeur d'eau. On obtient ainsi des huiles d'une pureté maximale. Il s'agit de placer des plantes fraîches, et quelquefois sèches, dans un alambic et de faire circuler de la vapeur. Cette vapeur absorbe les molécules aromatiques contenues dans de petites pochettes entre les cellules sans détruire ces pochettes. La vapeur traverse par la suite une chambre de condensation où elle se refroidit et redevient liquide. L'huile et l'eau se séparent alors et on n'a plus qu'à récupérer l'huile en surface, puisqu'elle est plus légère que l'eau.

La macération, l'infusion, la décoction et l'enfleurage (dans ce dernier cas, pour les pétales de fleurs) constituent d'autres procédés nous permettant d'obtenir des huiles essentielles.

Dernière méthode enfin, beaucoup plus simple celle-là : la pression ou l'expression. Cette méthode convient aux parties des plantes à fortes teneurs aromatiques, comme les zestes d'agrumes, qui sont tout simplement écrasés et pressés. Les huiles sont alors récupérées dans des éponges.

Les huiles essentielles sont des composés complexes dont les constituants sont des alcools, des phénols, des aldéhydes, des cétones, des éthers et des terpènes.

Il faut savoir que les huiles essentielles sont contenues en très petites quantités dans les plantes. Ainsi, il faut compter sur 100 kilos de genièvre pour obtenir 500 grammes d'huile essentielle. Avec une même quantité de thym, on n'obtiendra à peine 200 grammes. Pour obtenir la qualité optimale d'huile essentielle, il faut tenir compte du moment de la journée pour la cueillette, du pays d'origine et du climat. Les pays qui produisent le plus d'huiles essentielles et de la meilleure qualité sont la France, le Mexique, l'Italie (pour les citrons), l'île de la Réunion, la Slovaquie et la République tchèque.

Le pouvoir des huiles

La démarche vaut quand même l'effort qu'on y consacre, puisque les huiles essentielles ont des propriétés pharmacologiques remarquables : le pouvoir de pénétration transcutanée, une propriété bactéricide et la capacité de remettre en état le terrain de l'individu.

Ce pouvoir permet de passer la barrière cutanée pour atteindre rapidement la circulation sanguine. D'ailleurs, certaines plantes peuvent être localisées dans le sang moins de 90 secondes après leur application sur la peau.

De plus, les huiles essentielles ont des propriétés bactéricides indéniables. Leur pouvoir anti-infectieux permet de combattre les germes, les parasites et même certains virus. Leur pouvoir antiseptique est souvent supérieur à celui des produits chimiques qui ont le même rôle.

Enfin, la facilité de pénétration des huiles essentielles leur permet d'agir en profondeur dans le corps et de lutter ainsi plus efficacement contre la maladie. On a obtenu des résultats très intéressants dans la lutte contre les troubles rhumatismaux et digestifs, les rhumes et toute une variété d'autres déséquilibres du terrain (notre corps).

Selon les huiles utilisées, on obtient des effets calmants, stimulants, antisudoraux, astringents, sédatifs, vascularisants, cicatrisants, détoxiquants et vasoconstricteurs. On ne doit donc pas les utiliser à la légère mais, en toutes circonstances, faire appel à un ou une spécialiste avant de s'en servir. Une surconsommation ou une mauvaise utilisation pourrait avoir des conséquences néfastes, allant même jusqu'à l'intoxication, puisque les huiles vont se loger dans le sang avant d'être éliminées par les voies urinaires et intestinales.

Chaque huile possède de plus des propriétés qui lui sont propres. Voici, en résumé, les caractéristiques de celles qui sont le plus souvent utilisées en phytocosmétique dans les soins corporels et du visage.

Le cajeput

Appliqué directement sur la peau, le cajeput ne procure aucune sensation, mais il agit néanmoins comme un excitant tissulaire qui favorise le processus de cicatrisation tout en diminuant la douleur de façon surprenante.

À l'intérieur du corps, ses propriétés anti-infectieuses agissent sur les intestins, l'appareil urinaire et l'appareil respiratoire.

La cannelle de Ceylan

Les propriétés les plus importantes de l'huile essentielle tirée de la cannelle de Ceylan sont ses effets vasodilatateur et rubéfiant (qui fait rougir) majeurs, mais on ne doit pas pour autant négliger ses effets anti-infectieux et son action stimulante sur les cellules.

Au niveau interne, la cannelle possède des propriétés anticellulitiques exceptionnelles. Par contre, il faut s'assurer qu'elle est utilisée sur une peau solide et résistante.

Lorsqu'on l'applique sur la peau, la cannelle cause des sensations de démangeaison et de brûlure. Toutefois, celles-ci disparaissent très rapidement. Pour plus de sûreté, il est recommandé d'appliquer la crème qui en contient sur une petite surface de la peau. Si les rougeurs ou les démangeaisons persistent plus de 24 heures, il est préférable de se faire conseiller une autre crème aux effets similaires.

La cannelle à travers les âges

Si la cannelle sert à relever la saveur de plusieurs mets, elle a aussi des vertus médicinales reconnues depuis fort longtemps. Les Chinois et les Indiens s'en servaient pour soulager la fièvre, la diarrhée et les problèmes reliés aux règles. Les Grecs et les Romains découvrirent plus tard qu'elle était efficace pour traiter les problèmes de digestion.

En Europe, elle fit son apparition à la faveur d'échanges commerciaux avec les pays d'Asie. On s'en servit en médecine pour masquer le goût amer de certaines herbes que l'on devait administrer aux patients.

Les naturalistes américains des xixᵉ et xxᵉ siècles la conseillaient pour les crampes d'estomac, les nausées, les vomissements et les coliques chez les enfants. Certains disaient qu'elle stimulait les contractions utérines ; d'autres, qu'elle les calmait.

La cannelle a été reconnue comme un puissant antiseptique ayant des propriétés anesthésiques et facilitant la digestion en éliminant les gras de l'organisme.

Le citron

L'huile essentielle de citron est particulièrement efficace dans la régulation de la vascularisation capillaire et la reproduction cellulaire. Elle est donc conseillée aux personnes souffrant de troubles rhumatismaux. Elle a un effet anti-infectieux majeur.

Le cyprès

Le cyprès possède une action tonique remarquable. Son huile améliore la circulation sanguine de retour. Elle est recommandée dans les cas de capillarites cutanées (altération des petits vaisseaux de la peau) et de congestion cutanée.

À l'interne, elle possède un pouvoir rééquilibrant, en particulier au niveau du système nerveux.

L'eucalyptus

L'eucalyptus est un arbre de la famille des myrtacées, originaires de l'Australie. Ses feuilles fournissent une huile aromatique contenant un puissant désinfectant, mais son intérêt thérapeutique réside dans ses vertus antiseptiques, décongestionnantes et d'oxygénation de l'organisme.

L'huile essentielle d'eucalyptus représente un excellent reconstituant cellulaire épidermique. Dans les cas de plaies ou de brûlures, elle favorise la formation de bourgeons charnus réparateurs. Elle agit remarquablement dans les cas de peau grasse ou asphyxique, de cellulite, sur les pores dilatés et représente un cicatrisant remarquable pour les boutons.

En usage interne, son effet anti-infectieux agit sur les voies respiratoires. Elle est recommandée également dans les cas de diabète gras, de névralgies rhumatismales, de migraines et de fatigue générale.

L'eucalyptus est reconnu pour ses propriétés décongestionnantes, aseptisantes, amincissantes et rafraîchissantes.

L'eucalyptus à travers les âges

Originaire de l'Australie, dont il est d'ailleurs le symbole floral, l'eucalyptus emmagasine dans ses racines de grandes quantités d'eau. Les aborigènes de l'endroit connaissant ce secret, ils prirent l'habitude de les extraire du sol et de les manger pour calmer leur soif dans le désert. Ils utilisaient aussi les feuilles pour s'en faire des tisanes contre la fièvre.

Il fallut attendre au XIXe siècle pour que cette propriété de l'eucalyptus soit connue des Européens. La légende rapporte qu'un marin français, dont le bateau faisait escale à Sydney, fut guéri de fortes fièvres en consommant du thé d'eucalyptus.

On importa la plante dans le sud de l'Europe, où elle se propagea rapidement, principalement en Italie.

On en vint également à penser que la plante servait à guérir la malaria mais, en réalité, ce n'était pas son effet médicinal qui était à l'origine de l'éradication de la terrible maladie. On découvrit plutôt que le fait d'avoir planté l'eucalyptus dans les régions marécageuses en bordure de la Méditerranée asséchait ces régions, éliminant par le fait même l'habitat naturel des moustiques qui étaient responsables de la maladie.

Les herboristes américains recommandaient l'huile essentielle d'eucalyptus comme antiseptique sur les blessures. On apprit également à inhaler les vapeurs d'eucalyptus pour traiter la bronchite, l'asthme, l'emphysème, la toux et la congestion nasale.

Le genévrier

Pour lutter contre l'atonie des tissus par un reconditionnement du système veineux cutané, rien ne vaut l'huile essentielle de genévrier. Son action d'excitant cellulaire favorise la guérison des diverses maladies de la peau.

Le genévrier à travers les âges

En Europe, la fumée produite par un feu de baies de genièvre avait autrefois la réputation de prévenir la lèpre et la fièvre bubonique. Jusqu'au milieu du xxe siècle, les infirmeries françaises s'en servaient pour purifier les chambres des malades.

Au xviie siècle, le genévrier était un diurétique fort populaire utilisé pour favoriser la production d'urine. On le recommandait aussi pour soigner la toux, la tuberculose, pour provoquer les règles et pour faciliter les accouchements.

Les herboristes du xixe siècle le prescrivait pour traiter les problèmes cardiaques, l'eczéma et le psoriasis. Plus récemment, on s'en servait pour traiter l'arthrite, les crampes intestinales et la goutte, lui reconnaissant ainsi des vertus anti-inflammatoires.

Le girofle

L'huile essentielle de girofle favorise l'excitation cellulaire cutanée ; elle combat l'infection et la douleur. Elle a pour but d'apaiser les peaux sensibles à tendance allergique et de calmer la douleur causée par les rougeurs.

En usage interne, elle est surtout un anti-infectieux général qui peut agir tant comme agent curatif que comme agent préventif.

La lavande

Le nom de cette plante vient du latin *lavare* qui signifie « laver ». Les Romains aromatisaient leurs bains avec de la lavande. Quant aux lavandières, on dit qu'elles ajoutaient des brins de cette plante à leur lessive pour parfumer les vêtements.

La lavande est un petit sous-arbrisseau à branches ligneuses à partir desquelles poussent des tiges très fines couvertes de feuilles linéaires d'un vert cendré, velouté chez certaines espèces.

La lavande représente le plus grand cicatrisant qui soit tout en étant reconnu pour ses propriétés anti-infectieuses, sédatives, drainantes, antisudorales et antiprurigineuses. Elle est tout indiquée pour les peaux grasses, acnéiques ou irritées et elle est utilisée pour les soins amincissants.

À l'interne, elle est recommandée pour combattre les infections respiratoires, les migraines et les vertiges, puisque son action capillaire lui donne un rôle dans la plupart des affections relevant d'une faiblesse de vascularisation.

La menthe

La menthe est une plante au parfum exceptionnel que l'on cultive souvent dans le potager parmi d'autres fines herbes.

L'huile essentielle tirée de la menthe permet d'obtenir des résultats surprenants sur la tonification et la stimulation des tissus et des muscles, puisqu'elle agit sur la plaque neuromusculaire.

On l'utilise abondamment pour lutter contre l'atonie des tissus, les spasmes, les palpitations, la migraine, les règles douloureuses et la digestion. La menthe a aussi des effets carminatifs.

Associée à d'autres essences, elle est connue pour ses vertus tonifiantes et stimulantes. On la trouve dans la composition de produits détoxiquants, désinfectants, raffermissants pour le buste et dans certaines formules conçues pour le bain.

La menthe à travers les âges

On trouve des mentions de la menthe dans les papyrus égyptiens. Chez les Palestiniens, elle servait à payer les taxes imposées par l'État. Depuis la Terre sainte, la menthe se répandit vers la Grèce et fut intégrée à la mythologie sous les traits de la nymphe Minthe dont Pluton, dieu des Enfers, tomba amoureux. Son épouse Perséphone, jalouse de sa rivale, la transforma en plante et Pluton lui donna l'arôme qu'on lui connaît.

Les Grecs et les Romains ajoutaient de la menthe au lait pour le conserver et en servaient après les repas comme digestif. Le médecin grec Dioscoride considérait la menthe comme un aphrodisiaque.

Chez les Chinois et les Indiens, la menthe était à la fois un tonique, un digestif et un traitement contre le rhume, la grippe et la fièvre.

Même les autochtones nord-américains connaissaient les vertus de la menthe. Ils l'utilisaient pour traiter le rhume, la congestion et la pneumonie.

On découvrit plus tard les propriétés du menthol, extrait des huiles de la menthe, comme anesthésique pour les blessures, les brûlures, les piqûres d'insectes, l'eczéma et les maux de dents.

Le niaouli

En plus d'un effet vasodilatateur important, sans rubéfaction (rougeur), l'huile essentielle de niaouli exerce un travail tout particulier sur la circulation sanguine.

Appliquée sur la peau, elle soulage les maux de jambes et les sensations de lourdeurs.

Le romarin

Arbrisseau très rameux, le romarin se cueille principalement sur les collines ensoleillées du midi de la France. Il s'agit d'une plante aromatique qui donne aux aliments une saveur incomparable.

Au XVIIe siècle, le romarin occupait une place prépondérante pour soigner les rhumatismes. Il était considéré comme un antiseptique préventif des maladies contagieuses.

L'huile essentielle de romarin déclenche un effet régulateur sur les capillaires cutanés et profonds ainsi qu'une action excitante sur le système nerveux. Elle permet un meilleur passage de l'influx nerveux et favorise la vascularisation des organes. Elle est particulièrement indiquée dans les cas de fatigue, de surmenage, d'insuffisance hépatique et de migraines.

Associé à la menthe, le romarin favorise la restructuration tissulaire et retonifie les muscles. Cette combinaison est également recommandée pour les soins des vergetures et la flaccidité des tissus cutanés, pour atténuer les rides et pour exercer une action sur la circulation sanguine.

Menthe et romarin, voilà un jumelage parfait pour tonifier, stimuler et raffermir.

Le romarin à travers les âges

Dans les temps anciens, les gens enveloppaient leurs viandes dans des feuilles de romarin pour les préserver et leur donner une saveur particulière.

Au cours des siècles, il était de mise de porter du romarin sur soi au moment du mariage, car il était un gage de fidélité. Le même rituel se pratiquait au moment des funérailles afin que les vivants se souviennent de la personne décédée.

Au Moyen Âge, on reconnaissait plusieurs vertus à cette plante. Pour tomber réciproquement amoureux, il suffisait qu'une personne frappe doucement l'être aimé avec une branche de romarin. Pour éviter les cauchemars, on plaçait du romarin sous l'oreiller. Enfin, pour éloigner les maléfices, on en plantait autour de la maison.

Dans le domaine médicinal, le romarin servait à régler les problèmes respiratoires et gastro-intestinaux ainsi que les maux de tête.

Plusieurs sociétés accrochaient du romarin dans les hôpitaux et près des chambres des malades pour soigner ces derniers et éviter la contagion.

Tout au long des siècles et même aujourd'hui, on reconnaît au romarin des effets bénéfiques sur les systèmes digestif et respiratoire. Il agit comme antispasmodique et comme décongestionnant. Pour les blessures mineures, il est recommandé d'appliquer des feuilles de romarin sur la plaie en attendant de la nettoyer adéquatement; ces feuilles préviennent les infections.

La sauge

Dans les temps anciens, on considérait la sauge comme pouvant soulager tous les maux. Nos ancêtres les Gaulois l'utilisaient comme fébrifuge, contre la toux, les rhumatismes ainsi que pour combattre de nombreuses autres affections.

Cette plante vivace, de la famille des labiées, possède une tige quadrangulaire, plus ou moins velue, haute de 20 à 60 centimètres. Toutes les espèces possèdent des vertus thérapeutiques qui peuvent rivaliser avec la sauge officinale, celle qui est la plus utilisée.

La fatigue et l'hypertension peuvent être contrôlées grâce à l'huile essentielle de sauge, car celle-ci permet de renforcer l'organisme tout entier.

Elle freine aussi la transpiration excessive grâce à son action sur les terminaisons nerveuses.

La sauge est reconnue pour ses propriétés anti-sudorales, astringentes, cicatrisantes et tonifiantes. L'huile essentielle de sauge est incluse dans plusieurs produits pour le visage et le corps.

La sauge à travers les âges

Les vertus de la sauge ressemblent à celles du romarin. Chez les Grecs et les Romains, on s'en servait pour conserver la viande, pour améliorer la mémoire, pour cicatriser les blessures et pour aider à la digestion. Le médecin grec Dioscoride vantait ses qualités diurétiques et antiseptiques et la recommandait pour les problèmes d'ordre menstruel.

Les Arabes, quant à eux, la considéraient comme la plante pouvant procurer l'immortalité. Au Moyen Âge, les Français lui avaient donné le nom de « toute bonne », reconnaissant en cela ses vertus quasi illimitées.

À l'occasion de leurs visites en Chine, les Néerlandais échangeaient une livre de sauge contre trois livres de thé. Les guérisseurs chinois s'en servaient pour combattre l'insomnie, la dépression, les troubles mentaux et l'inflammation des mamelons chez les femmes qui allaitent.

On a découvert que la sauge contenait une huile aromatique dont la principale propriété est de réduire la transpiration.

Le thym

Abondamment utilisée en phytothérapie, l'huile essentielle de thym possède une efficacité anti-infectieuse remarquable qui agit surtout sur les glandes surrénales responsables des défenses de l'organisme.

Le thym à travers les âges

Dans l'Antiquité, on recouvrait de thym les animaux que l'on devait sacrifier aux dieux pour les rendre plus acceptables.

Les Romains lui reconnaissaient des vertus médicinales contre la grippe, pour aider à la digestion et pour traiter les problèmes intestinaux.

En Allemagne, on l'utilisait pour soigner les problèmes de peau ; les personnes souffrant de dépression en bourraient leurs oreillers pour connaître un peu de répit.

Durant tout le XIXe siècle et jusqu'à la fin de la Première Guerre mondiale, le thym fut abondamment utilisé comme antiseptique parce qu'il permettait d'éviter la gangrène.

À l'analyse, on a découvert que le thym contenait deux produits importants – le thymol et le carvacol – auxquels on reconnaît des vertus antibactériennes, antifongiques et préservatives. De plus, ils assouplissent le système gastro-intestinal.

Le ylang-ylang

Originaire de différents pays du Sud-Est asiatique et particulièrement des Philippines, le ylang-ylang s'apparente par sa forme au saule pleureur et atteint une hauteur de six mètres avec des fleurs en grappes. Il sécrète une huile au parfum délicat et au pouvoir vasorégulateur, qui permet une revascularisation des tissus de surface.

Lorsqu'on la combine à l'huile essentielle de citron, on renforce son pouvoir contre les problèmes circulatoires, par exemple ceux qui provoquent des lourdeurs et des maux de jambes. On l'utilise également pour traiter les problèmes de couperose et pour renforcer les parois vasculaires. On en fait des crèmes pour le visage et le corps.

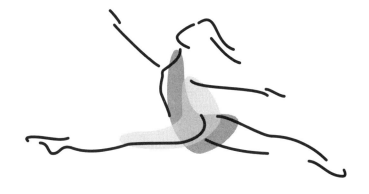

Chapitre 5

À qui s'adressent les soins esthétiques?

Trop souvent, les esthéticiennes reçoivent de nouveaux clients – et, surtout, de nouvelles clientes, bien sûr ! – lorsque ceux-ci vivent un problème particulier. Un peu comme on va chez le médecin lorsqu'on est malade, on a l'habitude de faire appel à des spécialistes de l'esthétique lorsque la peau est mal en point et que, évidemment, la santé est perturbée. Il serait pourtant tellement mieux de prévenir que de guérir !

L'absence de problèmes cutanés ne justifie pas que l'esthéticienne ne soit d'aucune aide pour vous. Vous pouvez très bien vouloir prendre soin de votre corps et vous offrir un plaisir personnalisé qui associe prévention, apaisement et, s'il le faut, soulagement de l'épiderme.

La vie moderne avec son horaire chargé nous impose du stress, du surmenage qui attaque non seulement notre mental, mais aussi notre physique. Un sommeil insuffisant ou perturbé par exemple entraînera une modification graduelle de toutes les parties du corps, et particulièrement une dégénérescence de la peau. Un beau jour, en se regardant dans le miroir, on verra apparaître les rides, les poches sous les yeux. La peau deviendra grasse ou sèche selon les réactions de chacun et l'environnement dans lequel il vit.

Bien sûr, l'esthéticienne pourra alors vous venir en aide, mais il serait préférable d'y voir le plus tôt possible pour éviter ces malheurs. En investissant quelques heures de votre temps dans des soins qui vous feront le plus grand bien, c'est tout votre corps qui s'en trouvera ragaillardi. Votre bien-être accru vous permettra d'agir au travail et dans l'ensemble de votre vie quotidienne avec beaucoup plus d'efficacité.

La phytoesthétique est un moyen naturel d'améliorer votre santé physique et de prolonger la jeunesse de votre corps. En ce sens, beauté et santé sont intimement reliées.

Comment prolonger sa jeunesse

Une esthéticienne compétente saura vous conseiller sur les soins à domicile à apporter à votre corps pour être rayonnante tant sur le plan physique que mental. Elle pourra aussi vous conseiller une cure qui peut être entreprise à l'automne ou au printemps, à raison de une ou deux visites par semaine sur une période de cinq à dix semaines, selon les cas.

Pourquoi en ces saisons ? À l'automne parce que, après la saison estivale, la peau a besoin d'être revitalisée. Il faut savoir que le soleil entraîne un épaississement de la couche cornée, ce qui empêche une saine respiration des pores. La peau est aussi affectée par la pollution, le vent et la chaleur. Le gommage permet alors de libérer l'épiderme de ses irrégularités, des résidus, des saletés et de toutes les cellules mortes qui se sont accumulées en surface. Après un nettoyage en profondeur, une cure de sérum ou une série de traitements par électropuncture accroîtra l'action sur la peau et les muscles. L'électropuncture, fondée sur des principes chinois, permet de rééquilibrer l'énergie des organes et d'améliorer leurs fonctions.

Les cures sont extrêmement importantes au printemps parce que la peau a subi les affres de l'hiver (surchauffe des maisons, froid sibérien, vent, etc.).

Ces agressions provoquent une déshydratation profonde, des dartres, des rougeurs, des sensations de tiraillement voire de brûlure.

Le rôle de l'esthéticienne

Une esthéticienne de confiance peut jouer un rôle capital dans l'entretien de votre corps. Elle est la seule qui est en mesure d'établir avec professionnalisme les besoins bien précis que requiert votre peau. Elle pourra évaluer votre situation en fonction de votre âge et de votre état de santé et vous suggérer les produits appropriés.

Tel ou tel produit cosmétique ne convient pas à toutes les peaux et il faut donc, avant d'y avoir recours, faire évaluer l'état de votre épiderme. L'utilisation d'un produit inapproprié peut engendrer des conséquences d'ordre cutané sévères et inesthétiques, comme l'apparition de grains de milium (petits nodules de gras), de points noirs, de rougeurs, de dartres, de pores dilatés ; cela peut même engendrer une déshydratation profonde de la peau. L'examen préliminaire au moyen d'une lampe grossissante est la première étape déterminante qu'il faut envisager.

Le diagnostic de la peau, étape essentielle

Mais avant même de procéder à cette opération, l'esthéticienne se renseignera sur vos problèmes de santé. Souffrez-vous d'asthme ? de bronchite ? de problèmes cardiaques ? de constipation ? de stress ? Ces questions pourront vous paraître inutiles et même indiscrètes, mais sachez que vos réponses modifieront, dans plusieurs cas, l'approche thérapeutique.

Si vous souffrez d'asthme, de bronchite chronique ou de claustrophobie par exemple, l'esthéticienne saura qu'elle devra être très prudente lors de l'utilisation du jet de vapeur afin que cela ne vous incommode pas. Certains appareils seront bannis du traitement si vous souffrez de problèmes cardiaques majeurs. Enfin, des problèmes de constipation ou de stress permettront de déterminer un problème de peau bien particulier.

Une fois cette fiche remplie, l'esthéticienne déterminera votre type de peau par un examen sous la lampe grossissante. Est-elle grasse ? asphyxique ? sèche ? sensible ? sénescente ? mixte ? déshydratée ? Selon le cas, elle établira le soin approprié. Cette étape est cruciale, puisqu'un mauvais diagnostic peut entraîner des conséquences ennuyeuses, voire désastreuses.

Le traitement, quel qu'il soit, sera toujours personnalisé. Plus important encore, le suivi pourra permettre d'apporter les mesures nécessaires pour corriger toute anomalie. *Il est impensable d'attribuer un même soin à tous les types de peau.* Dans le choix de la prescription des produits cosmétiques, le diagnostic joue donc un rôle capital. Il s'agit là, pour l'esthéticienne, de sa source d'inspiration pour entamer les soins et assurer le suivi.

Ce que l'esthéticienne vous offre, c'est une vraie petite magie. Elle doit être en mesure de répondre à une panoplie de besoins en vous proposant des soins spécialisés de types hydratants, nourrissants, éclaircissants, purifiants ou désintoxiquants, selon votre état.

La prévention

La prévention est le geste le plus positif que vous puissiez envisager pour assurer votre bien-être. Le mot d'ordre devrait être : « Agissez avant qu'il soit trop tard. »

Trop souvent, nous oublions d'entretenir notre corps. Le temps passe et, avant longtemps, nous sommes rongés par les regrets et l'amertume, face à une situation désastreuse.

Je compare souvent le corps à une propriété. Si vous êtes propriétaire d'une maison et que, pendant vingt ans, vous ne l'enteniez pas, toutes ses parties seront en piteux état. Il en va de même pour le corps : il faut l'entretenir de façon régulière pour éviter les désordres majeurs. L'esthétique est une méthode à la portée de tous pour éviter les problèmes et pour obtenir des répercussions salutaires et satisfaisantes.

La vie de tous les jours vous impose des obligations, mais quand il est question de votre corps, il vous appartient d'imposer vos propres conditions.

Une peau bien entretenue, bien hydratée, bien nettoyée, est une peau qui garde toute sa jeunesse. Grâce aux produits et aux soins appropriés, les rides sont moins perceptibles, les marques du temps, plus atténuées. De plus, ces produits contribuent à conserver un teint resplendissant de santé.

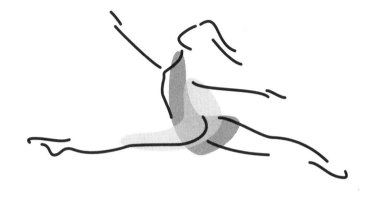

Chapitre 6

Les différents types de peau

Les peaux normales et mixtes, sans problèmes majeurs

Bien que ce soit l'idéal vers quoi il faille tendre, il arrive rarement que l'on rencontre une peau parfaitement normale. C'est une peau qui a l'aspect de celle d'un nouveau-né offrant un beau teint rosé. Les pores sont à peine dilatés et on n'y trouve aucune irrégularité. Les glandes sébacées et sudoripares fonctionnent normalement. L'hydratation est suffisante et la peau présente une bonne circulation sanguine. Au toucher, elle est lisse, veloutée, douce, fine et souple, sans épaississement ni accumulation de graisse. Le rêve ultime, quoi !

Si vous êtes parmi les rares chanceuses à avoir une peau normale, cela ne veut pas dire que vous n'avez pas besoin de l'entretenir. Votre peau, comme toutes les autres, est exposée aux mêmes intempéries et un rien pourrait suffire pour qu'elle perde sa santé. Je vous suggère une crème de protection, appliquée tous les matins, et une crème de nuit qui la protégeront d'un vieillissement prématuré.

Quant aux peaux mixtes, elles présentent des pores un peu plus dilatés et elles sont de nature un peu plus grasse à l'axe facial. Si vous avez ce type de peau, vous devriez, afin de la rééquilibrer et de maximiser le resserrement des pores, utiliser un masque de beauté à raison d'une fois par semaine, le garder durant une vingtaine de minutes, puis le retirer par un rinçage à l'eau tiède. Les masques aux fruits à base d'extraits d'abricot et de pêche conviennent très bien à ce type d'épiderme. Complétez avec une crème de base pour le jour et une crème de nuit. Ce traitement minimal devrait suffire comme entretien à domicile. Retenez bien que chaque petite attention que vous apportez à votre peau agit de façon préventive.

La peau déshydratée

Quel que soit l'âge, la déshydratation finit toujours par nous atteindre un jour ou l'autre.

Il existe deux types de déshydratation. La plus courante est la déshydratation superficielle. Comme son nom l'indique, elle se manifeste à la surface de la peau et, dans certains cas, elle s'accompagne d'une sensation de peau rêche au toucher. La peau a alors tendance à peler.

La deuxième, et la plus destructrice, est la déshydratation profonde. Celle-ci nous atteint plus particulièrement au fil des années et est causée par le vieillissement. Elle peut également se manifester sur des peaux plus jeunes, mais c'est un phénomène très rare. Dans ce cas, on constate un affaiblissement des tissus et une accentuation des rides.

La déshydratation s'explique par l'absence de sébum et par un manque d'eau imputable non seulement à l'âge, mais aussi au manque d'entretien et de soins appropriés.

Pour pallier ce problème, il est recommandé de boire un litre d'eau par jour et d'utiliser des crèmes hydratantes.

La peau grasse

Une peau grasse se caractérise par des pores très dilatés et une sensation huileuse plutôt désagréable et exaspérante. Elle a tendance à devenir brillante et est souvent parsemée de points noirs qui peuvent causer de l'irritation et de l'inflammation.

Afin d'obtenir des bienfaits concrets, il faut recourir à des soins actifs et purifiants. Les huiles essentielles d'eucalyptus et de cannelle sont reconnues pour leurs propriétés désinfiltrantes, désintoxiquantes et rééquilibrantes. Un nettoyage en profondeur au moyen de ces essences permet de remettre d'aplomb l'épiderme.

Peau asphyxiée, teint brouillé

Une peau asphyxique s'identifie comme suit : les pores dilatés, des points noirs localisés parfois sur tout le visage ou encore sur des régions spécifiques comme les joues, le menton et le front ; la présence dans certains cas de microkystes, c'est-à-dire d'un comédon de la grosseur d'un petit kyste rempli de sébum.

Que peut-on faire pour ce type de peau ? Premièrement, lui donner quelques soins en profondeur afin de libérer les pores. L'exfoliation joue un rôle capital. Elle est suggérée à raison d'une fois par semaine, comme entretien entre les visites chez son esthéticienne.

Ce soin désintoxiquant s'effectue avec une crème à base de cannelle concentrée. Cette huile essentielle dissout le gras, permet une meilleure extraction des comédons, favorise la cicatrisation, éclaircit le teint et assainit l'épiderme. En un mot, elle vous redonne une peau propre. Vous aurez d'ailleurs la nette impression que votre peau respire à nouveau.

Les crèmes hydratantes et nutritives sont à proscrire pour ce type d'épiderme. Choisissez plutôt des crèmes purifiantes composées d'eucalyptus, de lavande qui favorisent la cicatrisation et rééquilibrent le pH de la peau.

Des crèmes éclaircissantes composées d'huiles de cyprès et de sauge sont également appropriées. Ces essences ont pour effet d'absorber le gras et de résorber la sensation de peau huileuse.

La peau sèche

On confond souvent la peau déshydratée et la peau sèche. La peau sèche est caractérisée par sa finesse et des pores très serrés. Elle est vulnérable au froid, au vent et à l'aridité de nos maisons en hiver. Elle manque à la fois de corps gras et d'eau. C'est une peau très pauvre en lipides et en eau. D'apparence tendue et parsemée de rides, elle joue mal son rôle de barrière cutanée. Rude au toucher, elle accumule les cellules mortes à sa surface et manque d'élasticité.

Les personnes qui ont la peau sèche ressentent parfois un inconfort et même des sensations de brûlure.

Pour corriger la situation et redonner à la peau son équilibre, il faut faire appel à des crèmes hyperhydratantes et nutritives à base d'huile de pépins de raisin, de *Centella asiatica* et de vitamine E. De plus, les insaponifiables vitaminés qu'elles contiennent permettront de soulager les sensations de tiraillement, de brûlure et d'inconfort de façon radicale. C'est le cocktail idéal dans lequel résident hydratation et nutrition.

La peau sensible

Qu'elle soit fine ou épaisse, grasse ou sèche, la peau peut manifester une grande sensibilité à tout moment. Elle réagira alors beaucoup plus facilement aux produits cosmétiques; les symptômes sont: l'irritation, l'inconfort et même des allergies.

Un produit cosmétique inapproprié peut engendrer dans ces cas l'apparition de dartres, de petits boutons indurés, de desquamation, de démangeaisons et même de dessèchement. Certaines personnes pourront développer une intolérance à court ou à long terme, c'est pourquoi il faut surveiller attentivement toute réaction aux produits utilisés, cesser d'y avoir recours immédiatement lorsque ces réactions surgissent et consulter son esthéticienne. C'est la plus sage des solutions.

Nous sommes en mesure de corriger la situation en vous conseillant des produits de remplacement.

La peau des fumeuses

Les méfaits de la fumée sur l'épiderme sont dramatiques. Le teint des fumeuses n'a pas le même éclat que celui des non-fumeuses. Celui-ci est généralement terne, gris, asphyxié et très mal oxygéné ; les pores sont dilatés.

Si tout le monde sait que le tabagisme est dangereux pour la santé, on ignore souvent qu'il a aussi des conséquences sur la peau et que la fumée est responsable de la formation de radicaux libres hautement toxiques.

On peut également facilement voir les rides et un teint jaunâtre chez les fumeuses. Les effets du vieillissement et l'accentuation des rides au contour de la bouche et des yeux sont beaucoup plus sévères. La couche superficielle est déshydratée et on constate un gonflement des paupières.

Parce qu'elles sont mal oxygénées, ces peaux vieillissent plus rapidement que les autres. Un entretien rigoureux demeure la solution unique pour réparer les dégâts causés par le tabac. Un soin désintoxiquant est recommandé à raison d'une fois par mois ou toutes les six semaines. Ce soin en profondeur est exécuté avec une huile essentielle de cannelle qui permet une désinfiltration sanguine et une meilleure oxygénation. La peau respire alors mieux et devient plus rosée. Enfin, je vous suggère une crème de base qui vous protégera contre la fumée et tous les autres facteurs polluants et agressants.

Les petits boutons

« Je les ai tripotés et j'y ai laissé des marques... »

Pour terminer ce chapitre, il convient de parler d'un problème auquel tout le monde fait face à un moment ou à un autre de sa vie : l'apparition de ces indésirables petits boutons souvent imputables à un dysfonctionnement interne que nous ne soupçonnons pas.

À l'adolescence, ils ne sont que la manifestation d'un acné juvénile causé par les désordres hormonaux fréquents à cet âge. On les relie aussi au cycle menstruel.

Leur apparition à l'âge adulte est la conséquence d'une mauvaise oxygénation de l'épiderme, de la fatigue et du stress. Il ne faut surtout pas les pincer et les toucher à tout moment ; rien de tel pour y laisser des marques disgracieuses.

Premier conseil : pour les éviter, surveillez votre alimentation. Vous devriez consommer surtout des fruits et des légumes, des poissons et des viandes

blanches, et éviter les boissons gazeuses, le choco-
lat et les croustilles. De plus, le fait de boire un litre
d'eau par jour favorise l'élimination des toxines de
l'organisme.

Deuxième conseil : prenez le temps, chaque soir,
de bien nettoyer votre peau, maquillée ou non.
Évitez les savons. Utilisez plutôt une émulsion ou un
lait démaquillant non agressant pour l'épiderme.

Troisième conseil : protégez votre peau quotidiennement avec une bonne crème de protection
appropriée à votre type d'épiderme.

Pour vous débarrasser rapidement de ces imper-
fections, utilisez une huile essentielle purifiante
composée d'eucalyptus, de niaouli et de romarin.
Appliquée localement une ou deux fois par jour, elle
permet de les résorber complètement sans laisser de
cicatrice.

Des soins pour tous les jours

Quel que soit votre type de peau, votre épiderme
mérite des soins de base réguliers. À domicile, il est
conseillé d'utiliser un lait démaquillant afin de bien
nettoyer la peau sans y laisser de résidus. Par la
suite, une lotion complète le démaquillage et sert de
véhicule pour les crèmes de jour et de nuit.

Dès l'âge de vingt-cinq ans, un concentré aux
contours des yeux est vivement recommandé. Il
retardera l'apparition prématurée des pattes d'oie et
des petites ridules.

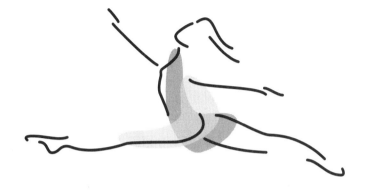

Chapítre 7

Vieillir en beauté
et bien dans sa peau

Hélas! personne n'échappe au vieillissement. Si merveilleux que soit le corps humain, il n'en demeure pas moins qu'il n'est pas parfait et qu'avec les années, il subit toutes sortes d'influences : des agressions externes causées par la pollution, le soleil, le froid et le vent, mais également des influences intrinsèques qui tiennent justement de sa nature imparfaite.

Ainsi, l'activité cellulaire diminue avec l'âge, ce qui entraîne le dégénérescence des tissus et l'apparition des pattes d'oie, des ridules et des rides au contour des lèvres, sur le front, notamment. En même temps, l'activité des glandes sébacées et sudoripares est réduite, ce qui affecte la vitalité de l'épiderme. Les tissus perdent de leur élasticité, les muscles se relâchent et la qualité du film hydrolipidique se détériore.

Il n'y a pas de solution miracle, c'est vrai, mais il existe cependant des moyens de retarder ce vieillissement et de conserver un air de jeunesse le plus longtemps possible. Ce sont des moyens efficaces, à la portée de tous et qui apportent un bien-être physique et mental indéniable. La qualité de vie au quotidien s'en trouve grandement améliorée. En reprenant contact avec son corps, une nouvelle énergie s'installe, source de réconfort et de satisfaction, de santé, de bonheur et de joie de vivre.

Pourquoi ne pas y recourir au plus tôt?

La prévention

Pour éviter que les rides et les ridules n'apparaissent, il faut commencer à traiter l'épiderme au plus tôt en le nourrissant, en l'hydratant et en conservant son activité cellulaire optimal. Tout cela contribue à augmenter ses moyens de défense contre les agressions internes et externes.

Au fil des ans, la déficience en lipides se fait sentir. Aussi faut-il nourrir l'épiderme avec des éléments nutritifs. Plusieurs produits en contiennent et votre esthéticienne pourra vous conseiller ceux qui conviennent à votre épiderme.

De même, des crèmes hydratantes permettront de fixer l'eau dans les tissus et de rétablir leur équilibre. Elles redonneront à l'épiderme toute la souplesse et l'élasticité d'une peau beaucoup plus jeune.

Enfin, certains extraits biologiques exerceront une activité cellulaire biostimulante. Les insaponifiables d'avocat, de soja, d'huile de germe de blé et d'extraits d'avoine engendrent une action spécifique sur les fibroblastes, favorisant ainsi l'élaboration du collagène soluble, au détriment du collagène insoluble responsable du vieillissement du derme.

Les cures de beauté peuvent également redonner un sérieux coup de pouce à l'équilibre de votre épiderme et vous permettre de lutter efficacement contre le vieillissement.

Les cures

Une cure, c'est une série de traitements exercés par une professionnelle en fonction de l'état spécifique de l'épiderme à traiter. Elle comprend généralement de cinq à dix séances, tenues sur une période de trois à dix semaines. Ces soins à répétition permettent un travail intensif sur les muscles et les tissus cutanés par des apports nutritifs et hydratants. Tout au long de la période, vous devriez être en mesure de ressentir les effets bienfaisants des traitements, mais il ne faut pas pour autant mettre fin aux séances avant d'avoir fait l'ensemble du traitement proposé.

Le visage

Les cures du visage aident grandement à garder la jeunesse de l'épiderme. Elles comprennent essentiellement une hydratation et une nutrition de tous les recoins de la peau du visage, allant du front jusqu'au cou, sans oublier le haut du buste que le décolleté de vos vêtements laisse paraître. Il s'agit d'un traitement complet qui varie selon la nature de la peau (sénescente, alipique ou déshydratée). Elle s'adresse en fait à toutes les peaux carencées.

L'esthéticienne a recours à des huiles essentielles, à des huiles végétales, à des extraits de végétaux, à des insaponifiables vitaminés et à des oligoéléments. Elle associe à ces produits un travail effectué avec une petite ventouse qui agit sur la circulation lymphatique. Le travail traite les pattes d'oie, les cernes, les poches sous les yeux, la lèvre supérieure, les nasogéniens et la région du cou.

Pour compléter ces soins, l'esthéticienne peut utiliser l'électropuncteur, un appareil révolutionnaire qui donne souvent des résultats étonnants. On parle ici de soins « lifting » (ou lissage) qui peuvent éviter le recours éventuel à une chirurgie esthétique.

C'est un bon moyen d'éviter le stress qui y est associé, l'anesthésie et la douleur inévitable.

Le principe de l'électropuncteur est de créer une stimulation musculaire. Le travail est exercé sur des points très précis, des points d'énergie correspondant aux organes et aux viscères, selon les principes de la tradition chinoise. En plus de rééquilibrer l'énergie, le traitement améliore les fonctions d'élimination, régénère les cellules et tonifie les muscles. Cette stimulation permet de maintenir les muscles dans de meilleures conditions, tout en ralentissant le vieillissement musculaire et tissulaire.

Le contour de l'œil

Les yeux sont le miroir de l'âme. D'un seul regard, ils permettent d'exprimer tous nos sentiments : la colère, la détresse, la peur, la méfiance, la fatigue, mais aussi l'amour, le bonheur, la joie et le plaisir.

Une des caractéristiques du contour de l'œil est son extrême finesse. Le tissu qui le compose est plus ténu que partout ailleurs sur le visage. Ce sera donc la première région affectée par le vieillissement. Il n'est pas rare d'y voir apparaître des pattes d'oie dès la fin de la vingtaine, au grand désespoir de la personne ainsi affectée. C'est donc très jeune qu'il faut commencer à s'en occuper.

Les gonflements sous les yeux sont imputables à une accumulation de toxines, conséquence d'une mauvaise circulation lymphatique. Les cernes, eux, résultent d'un désordre physiologique qui peut être d'origine héréditaire mais qui est, bien plus souvent, causé par la fatigue, le stress et un manque de sommeil. Pour les éviter, ou tout au moins pour retarder leur apparition, il faut combattre cette fatigue et ce stress en s'offrant des périodes de sommeil suffisantes.

On devrait aussi appliquer sur cette région du visage une crème spécialement conçue pour le contour des yeux. Il s'agit d'un composé d'insaponifiables d'avocat, de soja, d'huile de germe de blé qui hydrate, adoucit, nourrit, tonifie et redonne de la souplesse à la peau. Ce concentré doit être appliqué tous les soirs au coucher. En l'appliquant, effectuez de petits mouvements allant du coin externe au coin interne de l'œil. Terminez par de légers tapotements afin de bien le faire pénétrer.

Le cou

Le cou vieillit lui aussi, alors ne le négligez pas. Tout comme les tissus du visage, il subit rapidement la loi du vieillissement. La peau s'affaisse et se flétrit.

Chaque soir, dorlotez-le en le massant, par des mouvements ascendants, avec une crème raffermissante à base de ginseng. Ajoutez-y quelques gouttes de lauressence de menthe et de romarin, ce qui fortifiera les effets du ginseng.

Une meilleure nutrition et une bonne hydratation du cou permettent de ralentir son vieillissement. Prenez la résolution d'y penser matin et soir.

La cure à l'huile de pépins de raisin

Le vent, le froid, la pollution, la poussière et tous les agents internes et externes sont responsables des changements observés sur la peau. Celle-ci requiert alors des soins spécifiques d'hydratation et de nutrition. Cela s'avère déterminant au cours de l'automne et de l'hiver, alors que la peau manifeste des besoins criants.

L'huile de pépins de raisin que l'on trouve sous forme de sérum est vraiment tout indiquée, surtout lorsqu'on l'associe à une crème composée de jojoba ou d'insaponifiables d'avocat et de soja. Il s'agit d'un antioxydant riche en éléments nutritifs qui redonne de l'élasticité et de la souplesse à l'épiderme.

Les antioxydants permettent de neutraliser les radicaux libres, ces molécules réactives qui envahissent les cellules et les empêchent de jouer leur rôle de façon efficace. Les polyphénols que l'on trouve dans l'huile de pépins de raisin luttent contre les radicaux libres et accroissent même l'efficacité des vitamines C et E. Ils aident à éliminer l'action dégénérative des radicaux libres en se liant à l'élastine et au collagène dans les parois des vaisseaux sanguins, ce qui contribue à les protéger, à les renforcer et à leur faire retrouver une structure rajeunie et en meilleur état de fonctionnement.

L'huile de pépins de raisin est recommandée dans le traitement des peaux sèches, sénescentes ou sensibles et de celles qui ont été exposées au sel de la mer ou au chlore de la piscine.

Selon le type de peau, son utilisation différera d'un cas à l'autre. L'intervention d'une professionnelle permettra d'établir le traitement approprié.

Les soins pré- et postchirurgicaux

Vous devez subir une opération au cours des prochaines semaines ou des prochains mois? Peu de femmes savent que l'on peut préparer sa peau au traumatisme du bistouri et améliorer la cicatrisation ultérieure. Un épiderme bien nourri et hydraté, des tissus bien préparés et une bonne vascularisation permettent d'obtenir de meilleurs résultats.

Après l'opération, votre esthéticienne vous conseillera également sur les soins appropriés pour accélérer la cicatrisation et faire en sorte que les traces soient les moins visibles possible. Ces soins doivent d'abord recevoir l'aval de votre chirurgien.

Le rôle des acides gras essentiels

Une carence en acides gras essentiels entraîne de nombreux dysfonctionnements biologiques. Le tissu cutané devient plus sec et plus fin, puis des squames apparaissent avec la désagréable sensation que la peau tire.

Les acides gras essentiels ont pour fonction de restructurer les tissus et jouent donc un rôle important dans leur défense. Ils sont, comme leur nom l'indique, essentiels à la nutrition de l'épiderme et aident à conserver en bonne santé le film hydrolipidique qui le recouvre.

Lorsqu'ils viennent à manquer, la barrière cutanée est altérée et on constate facilement une perte d'eau. Il s'agit alors de compenser ce manque par une crème composée d'huiles fixes (première pression à froid), d'huile de germe de blé, d'insaponifiables de soja et de jojoba, qui fournira les éléments manquants à la peau. Votre esthéticienne saura vous recommander le produit qui vous convient pour éviter les carences ou les corriger.

AHA: soyez bien informées

Avant de terminer ce chapitre, j'aimerais vous transmettre certaines informations sur les *Alpha Hydroxy Acides* (AHA) de plus en plus populaires dans le domaine de la cosmétique.

Les AHA, ou acides de fruits, ont comme action principale de desquamer ou d'éliminer les cellules mortes de la couche cornée grâce à leur acidité. En cherchant à éliminer ces cellules mortes, on s'attaque à la surface de la peau et on rend donc vulnérables les cellules vivantes qu'elles recouvrent.

Une peau sèche, alipique ou sensible ne devrait, en aucun cas, être traitée par les acides de fruits, car elle possède déjà une barrière cutanée déficiente et risquerait de connaître des problèmes plus graves encore.

À ce jour, il n'existe pas d'études suffisamment documentées permettant de mettre en évidence les bienfaits des AHA à long terme. Avant de prendre une décision définitive, prenez la peine de vous informer auprès de personnes spécialisées et compétentes dans leur domaine.

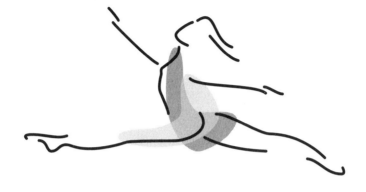

Chapitre 8

Les différents produits à votre portée

Vous trouverez dans ce chapitre les réponses aux questions que vous vous posez depuis longtemps. Chaque produit cosmétique dont il sera question ici suscite des interrogations de la part de ma clientèle et c'est à partir de celles-ci que je tenterai de vous renseigner de la façon la plus claire et la plus simple possible. Quoi de plus authentique !

J'insisterai non seulement sur le rôle de ces produits, mais également sur les choix que vous aurez à faire et sur la qualité que vous devez exiger. Que ce soit un lait démaquillant, une lotion, une crème de protection ou un exfoliant, il faut vous assurer d'être conseillée judicieusement. Un mauvais produit ou un produit non propice à votre type d'épiderme peut engendrer des réactions cutanées comme des boutons, des rougeurs, des dartres, et parfois même des réactions allergiques sérieuses.

Première règle d'importance : un produit cosmétique doit être appliqué sur une peau propre et bien entretenue afin de maximiser sa pénétration et son efficacité.

Il est également important de connaître leurs modes d'utilisation et la fréquence à laquelle vous devez les utiliser. Toujours selon le type d'épiderme, certains produits peuvent être appliqués chaque jour, chaque semaine, toutes les deux semaines ou seulement une fois par mois. Consultez votre esthéticienne pour obtenir une évaluation exacte et éviter les problèmes.

Le démaquillage

« Moi, je me couche sans démaquiller ma peau... »

L'épiderme au repos possède un seuil de réceptivité grandement augmenté. La nuit devient donc le meilleur moment pour l'hydrater et le nourrir. Mais il est important d'abord d'enlever tous les produits de maquillage dont on s'est servi durant le jour.

Prenez quelques instants pour nettoyer à fond votre visage et votre cou avec une émulsion ou un lait démaquillant. Cela vaut même pour celles qui ne se maquillent pas. Ces produits servent à débarrasser la peau de toutes les impuretés qui s'y sont accumulées durant la journée. Vous vous sentirez beaucoup mieux en nettoyant votre peau à fond le soir venu.

Pour obtenir un démaquillage efficace, effectuez des mouvements ascendants très doux afin d'éviter un affaissement prématuré. Humidifiez ensuite la peau avec une lotion appropriée. Enfin, appliquez une crème de nuit qui la soulagera de toutes les perturbations subies au cours de la journée. Au matin, vous remarquerez que votre peau affichera un teint resplendissant.

Le démaquillage est une petite attention qui ne prend que quelques minutes et qui vous assure d'un épiderme en santé.

Les lotions

« Ont-elles réellement de l'importance ? »

Une lotion doit être utilisée après un lait ou une émulsion démaquillante. Elle sert à parfaire le démaquillage ou le nettoyage, en plus de véhiculer votre crème de jour et votre crème de nuit. Mais quelle lotion choisir parmi tous les produits offerts sur le marché?

Certaines sont constituées d'huile essentielle de petit-grain et possèdent des propriétés calmantes et désensibilisantes. Elles sont recommandées pour les peaux irritées, sensibles ou couperosées.

Les lotions qui sont composées d'essence de menthe possèdent des vertus tonifiantes et rafraîchissantes. Elles conviennent aux peaux solides, grasses et séborrhéiques.

D'autres, constituées d'extraits d'avoine et d'huile de germe de blé, offrent des bienfaits nourrissants, adoucissants et reminéralisants. Elles sont destinées aux peaux déminéralisées, ternes, déshydratées et aux peaux normales.

L'application de toute lotion est suivie par l'application d'une crème de jour ou de soir.

Une professionnelle saura vous conseiller et vous renseigner sur la composition de ces produits.

Les exfoliants

« Moi, je le fais toutes les semaines. » « Moi, je n'en vois pas la nécessité. »

L'une ou l'autre de ces attitudes n'est peut-être pas la solution pour vous.

Les exfoliants accélèrent la desquamation naturelle des cellules mortes de la couche cornée. Cette exfoliation stimule les couches plus profondes et relance l'activité cellulaire. On observe alors une meilleure pénétration des principes actifs et un effet salutaire sur l'oxygénation sanguine de l'épiderme.

Les exfoliants peuvent s'employer sur tous les types de peau. Cependant, la vigilance est de mise. Appliquez le produit sur tout le visage en évitant la région des yeux. Laissez-le faire effet pendant deux ou trois minutes avant de l'enlever. Retenez bien les tissus afin d'éviter de brusquer les muscles et la peau. Souvenez-vous toujours qu'ils sont très fragiles.

La fréquence de l'utilisation dépend de l'état de votre épiderme. Dans les cas de peaux grasses, asphyxiques ou intoxiquées, on peut y avoir recours plus fréquemment. Par contre, pour les peaux sensibles, sèches, fines ou allergiques, un traitement par mois ou, au maximum, toutes les trois semaines suffit. C'est à la professionnelle d'établir la fréquence.

Une mise en garde s'impose ici sur le choix de son exfoliant. Certains contiennent des granules ou des petits grains de sable qui peuvent être irritants. Il faut vous assurer que votre peau puisse les tolérer. Toujours le même conseil : le recours à une professionnelle s'impose.

Les exfoliants, composés de cire d'abeille, d'extraits d'huiles d'azulène et de calendula, désincrustent la peau sans l'agresser. En plus de supprimer toutes les petites cellules mortes, ils adoucissent le grain de la peau et redonnent santé et vitalité à l'épiderme.

Les crèmes à base de ginseng

Le ginseng est une plante originaire de la Corée à laquelle on prête des vertus tonifiantes, revitalisantes et stimulantes depuis des siècles et des siècles. Comme elle ne supporte pas la lumière, c'est principalement dans les endroits sombres et humides, aux flancs des montagnes boisées, qu'elle se développe le mieux.

En cosmétologie, on utilise l'huile essentielle qu'on en extrait, appelée panacène, qui est très riche en vitamine E, en sels minéraux et en oligoéléments tels que le calcium, le cobalt, le cuivre, le fer, le magnésium et le manganèse. Les crèmes à base de ginseng favorisent le raffermissement tissulaire et jouent un rôle prédominant dans le combat contre les radicaux libres et l'atonie tissulaire. On lui reconnaît également des actions antistress, antifatigue et reminéralisantes.

Associée à l'huile d'amande douce dans la composition de certains produits, l'huile essentielle de ginseng est recommandée pour tous les types de peau nécessitant une meilleure tonicité. On peut l'appliquer sur tout le visage et le cou, de préférence le matin.

Le ginseng à travers les âges

Originaire d'Extrême-Orient, mais également découvert en Amérique du Nord et en Sibérie, le ginseng a suscité bien des espoirs et engendré d'innombrables légendes sur ses vertus miraculeuses.

Le nom « ginseng » vient du chinois *jen shen*, qui signifie racine à forme humaine. En effet, la racine de la plante suggère la forme de l'être humain avec ses bras et ses jambes.

La pharmacopée chinoise lui fait une place d'honneur parmi les produits miracles, et ce, depuis plusieurs siècles. Au xvie siècle, Li Che Tchen le présenta comme un élixir procurant la jeunesse éternelle. La qualité aphrodisiaque du produit s'étant affirmée, l'empereur et les seigneurs chinois firent ample usage de la célèbre racine pour assurer leur puissance sexuelle.

En Europe, Louis XIV fut le premier à en recevoir en cadeau des ambassadeurs du Siam. Plus tard, les commerçants néerlandais l'introduisirent en Europe.

Le père jésuite Jartoux procéda à des études en Chine et adressa ses conclusions à son procureur général en 1711. Sa lettre connut des prolongements inattendus. Grâce à son contenu, le père Lafiteau identifia une variété similaire dans les forêts entourant Montréal. Ce fut alors la ruée vers le ginseng canadien que l'on cueillait trop précocement de sorte que la réputation du produit s'en trouva ternie. Plus tard, des découvertes de ginseng furent enregistrées dans les montagnes de l'Est sibérien. Là encore, l'attrait de l'argent et la cueillette trop précoce entraînèrent sa disparition.

Le ginseng a toujours été reconnu pour redonner de l'énergie aux personnes faibles et malades, et pour mettre les personnes en bonne santé à l'abri de la maladie. Il permet de combattre le stress et de stimuler l'esprit.

Les crèmes éclaircissantes

Les crèmes éclaircissantes sont recommandées pour favoriser la disparition des grains de milium (ces petits nodules de gras) et pour atténuer les petites taches brunes sur la peau causées par la grossesse, l'âge et une exposition trop abondante au soleil.

Ces crèmes sont composées d'huiles essentielles de cyprès, de sauge et d'extraits d'algues. Elles représentent une arme fort efficace. Elles ont des propriétés liposolvantes et éclaircissantes qui estompent les petites taches indésirables. Sachez toutefois qu'elles ne les feront pas disparaître. Aucun traitement, qu'il soit médical ou esthétique, n'en viendra à bout de façon définitive. Les crèmes réussiront par contre à les atténuer.

La fréquence de leur utilisation dépend du type de peau. Dans le cas d'une peau fine, on devrait se contenter d'une application deux ou trois fois par semaine, de préférence le soir au coucher. Sur une peau plus épaisse, quatre ou cinq applications par semaine conviennent parfaitement bien. Encore là, votre esthéticienne saura vous conseiller.

Les crèmes purifiantes

Les crèmes purifiantes apportent un effet bénéfique aux peaux épaisses, grasses ou asphyxiques dont les pores sont dilatés et sur lesquelles on remarque des points noirs ou des petits boutons.

Composées d'huiles essentielles d'eucalyptus et de lavande, elles ont des vertus cicatrisantes et décongestionnantes, en plus d'amoindrir la sensation huileuse caractéristique des peaux grasses.

Les crèmes restructurantes

Ces crèmes ont la propriété de resserrer les pores de la peau, de favoriser la restructuration du tissu cutané, d'agir sur les cicatrices dermiques, sur les peaux desquamantes souffrant de dermatoses, par exemple qui présentent de petites plaques eczémateuses sèches et des dartres.

Composées d'huiles essentielles de géranium et de lavande, ces crèmes sont reconnues pour leurs effets bactéricides et pour leur capacité à réparer la peau. Elles redonnent vitalité et éclat aux tissus cutanés et remettent l'épiderme dans le meilleur état qui soit.

Les crèmes hydratantes et nutritives

Comme leur nom l'indique, les crèmes hydratantes et nutritives s'adressent à ceux et à celles qui connaissent des problèmes de déshydratation et de vitalité de la peau.

La déshydratation, qui se développe avec l'âge, est imputable aux agressions du climat et à tous les produits qui ne conviennent pas à votre épiderme. La peau devient alors sèche, alipique ou sénescente.

Plusieurs combinaisons de produits peuvent estomper ou enrayer ces désagréments. On peut recourir aux crèmes composées d'huiles de jojoba et d'amande douce dans certains cas. Les insaponifiables de soja, d'avocat, d'huile de germe de blé et d'extraits d'avoine, par leurs vertus vitaminiques, conviennent aussi très bien pour soigner les problèmes de dessèchement de la peau. Les crèmes à base de beurre de karité renforcent l'action protectrice du film hydrolipidique naturel de la peau. Elles nourrissent et assouplissent les peaux sèches et dévitalisées.

Toutes ces crèmes peuvent être appliquées de jour comme de nuit, selon les recommandations d'une professionnelle.

Les crèmes d'hiver

« Été comme hiver, j'utilise toujours la même crème... »

L'hiver, la peau a tendance à devenir plus sèche et déshydratée. Comme elle réagit différemment, elle nécessite une attention spéciale. Nous devons donc modifier nos habitudes quotidiennes. Les crèmes d'hiver sont beaucoup plus hydratantes et aident à affronter les rigueurs de la saison froide.

Le froid est le pire ennemi de la peau. Il peut provoquer la dilatation de petits vaisseaux, que l'on appelle couperose. Très souvent, on a la nette impression que la peau tire et on ressent une sensation de brûlure. L'agression la plus fréquente est cependant la déshydratation : sous l'action du froid, l'épiderme peut perdre jusqu'à 5 pour cent de son eau.

Des soins hydratants et nourrissants s'imposent pour lutter efficacement contre les intempéries. Je vous suggère le recours à une crème de jour et à une crème de nuit pour éviter les dégâts à votre épiderme. Les crèmes les mieux appropriées, pour leurs effets hydratant et nourrissant, sont composées d'huile de jojoba, de camélia ou d'insaponifiables d'avocat, de soja, d'huile de germe de blé ainsi que de vitamine A. Ces huiles fines contiennent des acides gras qui contribuent à la nutrition et à l'hydratation de la peau. Elles fournissent un écran isolant sur la peau qui empêche l'eau de s'évaporer.

Pour l'hiver, il s'agit donc de penser hydratation, nutrition et protection. C'est la meilleure façon de s'armer contre le froid.

Les sérums

«Je n'en connais pas les effets et je ne suis pas au courant de leur utilité...»

Le sérum a la propriété d'agir dans l'immédiat, mais aussi à long terme. Il a pour mission de dynamiser et d'oxygéner l'épiderme tout en favorisant la régénération cellulaire.

Les sérums sont conseillés dans les cas de peaux fatiguées, sénescentes, atones ou fripées. Après une journée de ski, lorsque votre peau a été irritée par le froid et abîmée par la réverbération solaire, un recours aux sérums est on ne peut plus approprié.

D'une concentration nettement supérieure, les sérums sont recommandés pour des cures de dix ou vingt jours, selon les cas. Vous en verrez les effets dès les premières applications et la texture de votre épiderme retrouvera son éclat et son satiné.

Des sérums composés de magnésium, de manganèse, de potassium et d'extrait de ginseng contribuent à la reminéralisation, à la tonification et au renouvellement cellulaire.

L'oligosérum

« La déminéralisation peut vous affecter sans que vous vous en soyez rendu compte. »

L'oligosérum que l'on trouve dans le métabolisme des êtres vivants contribue à leur croissance et à leur développement. Il est constitué, notamment, de manganèse, de zinc, de cobalt et d'iode.

L'oligosérum utilisé en esthétique sert à reminéraliser les tissus et à redonner de l'éclat à la peau terne. L'extrait de ginseng qu'il contient en fait un excellent tonifiant. De plus, il favorise le renouvellement cellulaire et regonfle les tissus. Il est recommandé pour les peaux déminéralisées, atones, acnéiques et pour celles qui ont été exposées au soleil d'une façon trop intense.

Comme cure d'attaque ou intensive, on doit appliquer le produit sur tout le visage, tous les soirs, et le faire pénétrer avant d'ajouter une crème de nuit. Après une certaine période, vous pourrez réduire l'application à trois fois la semaine, le jour ou le soir, selon les indications de votre esthéticienne.

L'oligosérum permet à la peau de retrouver son éclat. Il estompe les traits fatigués et retarde le vieillissement de l'épiderme.

Le masque de beauté

« Je n'en fais jamais... » « Pour moi, c'est un geste purement préventif ! »

Le masque de beauté est un bon moyen d'entretenir sa peau entre les visites chez son esthéticienne. Il ne remplace pas le traitement en profondeur en institut, mais il permet de conserver plus longtemps un teint plus rayonnant. Ne vous attendez pas à ce que le masque de beauté fasse disparaître les points noirs et qu'il libère l'épiderme des cellules mortes qui s'y sont accumulées. Pour obtenir une meilleure oxygénation, pour récupérer un grain de peau satiné, éclatant et sans irrégularités, la seule solution est de vous abandonner entre les mains expertes d'une esthéticienne compétente.

Les masques hydratants sont conseillés dans les cas de peaux déshydratées à cause du froid, du vent et du chauffage qui affectent l'épiderme. La peau a alors besoin d'un produit performant qui répondra à ses besoins. On les recommande en particulier pour l'hiver.

Les principaux composants de ces masques de beauté sont l'huile d'amande douce, la glycérine et la vitamine E, qui ont des vertus cosmétologiques hydratantes, adoucissantes et nourrissantes. D'autres sont composés d'insaponifiables d'avocat, de soja, d'huile de germe de blé, d'extraits d'avoine dans lesquels résident des vertus revitalisantes.

Les masques à l'argile possèdent des pouvoirs incroyables qui sont reconnus depuis des milliers d'années dans le domaine des soins de beauté. L'argile contient du magnésium et du potassium, deux minéraux aux propriétés reminéralisantes, cicatrisantes et antirides. Associé au kaolin, le masque à l'argile contribue à absorber les impuretés sur les peaux grasses et asphyxiques.

L'extrait d'abricot a des effets toniques, adoucissants et antirides. Il convient à toutes les peaux, particulièrement à celles qui sont ridées ou flasques.

L'extrait de pêche, associé à l'abricot, possède, lui, des vertus hydratantes et normalisantes. Il est tout indiqué pour les peaux normales, sèches et déshydratées. On a alors un masque riche en vitamines E, B_1 et B_6 qui redonne le velouté à l'épiderme.

Tous les masques devraient être utilisés une fois par semaine. Il s'agit tout simplement de les appliquer sur tout le visage et le cou, de les laisser reposer durant vingt minutes, puis de les rincer généreusement à l'eau tiède. Il faut ensuite appliquer une crème de nuit.

La crème de jour

«Je n'applique aucune crème sur ma peau...» «Ma crème de jour m'est du plus grand secours!»

La crème de jour, que l'on peut qualifier de crème de protection, sert à protéger l'épiderme contre toutes les agressions externes auxquelles il est soumis : poussière, vent, pollution, etc. L'épiderme n'est pas fait pour supporter sans aide ces attaques quotidiennes.

La crème de base doit être appliquée sous le fond de teint afin d'éviter la pénétration de ce dernier dans les pores de la peau. Il n'est jamais trop tôt pour utiliser une crème de jour. Idéalement, on devrait commencer dès la puberté.

Le choix de votre crème est extrêmement important. Vous ne devez pas opter pour la première crème qui vous tombe sous la main. C'est ainsi que les problèmes surgissent, comme l'apparition de boutons indurés, de points noirs, de rougeurs, de dartres, etc. Avant de choisir telle ou telle crème, votre esthéticienne devrait poser un diagnostic de votre peau sous une lampe grossissante. La crème doit être choisie en fonction de sa composition et du type de peau à laquelle elle est destinée.

Il ne faut pas se leurrer : les crèmes ayant pour rôle de faire disparaître les rides et les marques du temps n'ont toujours pas été inventées. Par contre, certaines crèmes à forte concentration en huiles essentielles et en huiles fixes estompent les rides, modifient la texture de l'épiderme et contribuent à en conserver la finesse.

La même crème convient-elle à toutes les saisons ? La réponse est non. La peau change d'une saison à l'autre et s'acclimate difficilement aux agressions de l'environnement.

Au cours de l'automne et de l'hiver, la rigueur du climat cause des désordres physiologiques, comme la déshydratation, le dessèchement de l'épiderme, les rougeurs, les dartres, engendrant parfois une sensation de tiraillement. Le froid, le vent et la surchauffe des maisons en sont les principaux responsables. Au cours de ces saisons, votre peau a besoin d'être hydratée et nourrie plus que durant le reste de l'année. Vous devez donc choisir vos crèmes en conséquence.

Au cours du printemps et de l'été, par contre, la peau retrouve une hydratation naturelle et son état est beaucoup moins affecté. Vous devez donc utiliser des crèmes plus légères et moins hydratantes, qui contribueront à la nutrition et à la purification de votre peau ou, tout simplement, choisir une crème qui régularise les sécrétions sébacées.

Tout ceci confirme que l'on ne peut appliquer de façon continue les mêmes crèmes de jour et de nuit, pas plus qu'on peut utiliser la même lotion ou le même masque de beauté. C'est pourquoi il est important de consulter son esthéticienne.

Les insaponifiables

«À quoi servent-ils?»

La saponification est l'action de la soude sur une graisse ou une matière grasse qui la transforme en savon. Un insaponifiable, c'est l'infime fraction d'huile végétale ou de graisse qui ne se transforme pas en savon. On en trouve dans le soja, le karité, l'avocat, et dans d'autres fruits.

Utilisés par voie orale ou percutanée, les insaponifiables agissent comme barrière cutanée, fixant l'eau et les lipides. Mais, surtout, en agissant sur les fibroblastes, ils favorisent l'élaboration du collagène soluble, alors que le collagène insoluble est responsable du vieillissement du derme.

Vous trouverez des insaponifiables dans des crèmes de jour ou de nuit recommandées pour les peaux dévitalisées, sénescentes, sensibles ou déshydratées. Il existe également des sérums composés d'insaponifiables d'avocat et de soja destinés aux régions les plus fragiles du contour de l'œil, de la lèvre supérieure et du cou. Leurs propriétés nourrissantes, hydratantes et préventives ralentissent de façon surprenante le vieillissement de l'épiderme.

Les hydratants pour le corps

« Je n'en applique jamais, je me néglige et ma peau est sèche... »

Avec les années, le corps se déshydrate, s'affaisse et vieillit au même rythme que le visage. Voilà pourquoi j'insiste sur l'importance d'en prendre soin en appliquant chaque jour – et non seulement à l'occasion – un hydratant corporel soigneusement choisi.

Ce geste devrait être fait de routine après un bain ou une douche. L'émulsion corporelle nourrit et régénère l'épiderme en profondeur. La peau devient ainsi plus douce au toucher, et son satiné se voit à l'œil. De plus, cet hydratant aide à conserver la jeunesse de votre corps.

Destinée à toutes les peaux, l'émulsion corporelle est toutefois particulièrement recommandée pour les peaux sèches, squameuses ou atones. Un lait corporel à la glycérine et à l'huile essentielle de citron assouplit, reminéralise et protège le film hydrolipidique cutané. Une sensation de fraîcheur et de propreté vous envahira à chaque utilisation.

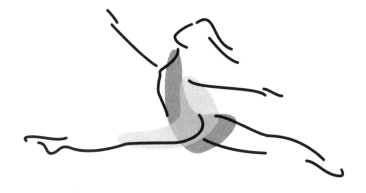

Chapítre 9

Les réactions et les anomalies de la peau

Une peau négligée, c'est un épiderme maltraité sur lequel on a appliqué des crèmes inappropriées durant des jours, des mois, des années. Conséquence : une peau épaissie, saturée, une peau qui ne respire plus, étouffée sous une épaisse couche de produits de toutes sortes. On y observe l'apparition régulière de boutons indurés parfois avec pustules, de points noirs, de pores dilatés, de grains de milium, parfois même de petites excroissances.

L'épiderme est doté d'un mécanisme interne qui permet aux cellules de se régénérer en permanence pour former la couche cornée, notre barrière de protection indispensable. Au repos, l'épiderme augmente de façon remarquable son seuil de réceptivité. La nuit est donc le moment par excellence pour le nourrir et l'hydrater au maximum. Au matin, vous verrez que votre teint est radieux.

Avant d'aller au lit, je vous suggère d'utiliser des crèmes de karité, d'huile de camélia ou de germe de blé qui contiennent de la vitamine A et de la vitamine E, et qui offrent des propriétés nutritives et hydratantes remarquables. Elles conviennent à toutes les peaux qui sont affectées par les signes du temps.

Les réactions d'une peau trop hydratée

Une peau surchargée de crème et qui ne reçoit jamais de nettoyage en profondeur peut développer divers problèmes : boutons, points noirs, grains de milium (petits nodules de gras), dilatation des pores, épaississement de la couche cornée. Ce sont des désordres causés par des crèmes trop riches et mal adaptées au type d'épiderme. Quand des signes aussi révélateurs se manifestent, il est temps de réagir avant qu'il soit trop tard. Il faut savoir que certains épidermes réagissent de façon plus sensible que d'autres.

Une esthéticienne compétente, après un diagnostic sous une lampe grossissante, sera en mesure de vous conseiller le produit cosmétique approprié et de vous indiquer comment faire le suivi à domicile.

Les grains de milium

«Pourquoi apparaissent-ils?»

Les grains de milium sont la manifestation d'un amas de sébum (ou petite boule de gras) qui ne parvient pas à sortir, contrairement aux points noirs qui, eux, s'oxydent à l'air.

Les grains de milium sont blancs, car ils sont recouverts d'une fine pellicule et restent coincés sous la couche cornée. L'unique moyen de les supprimer, c'est d'utiliser une aiguille hypodermique. En perforant délicatement et en exerçant de légères pressions, on parvient à expulser ce sébum sans laisser de marque sur la peau. Bien sûr, ce travail doit être fait par les mains expertes d'une esthéticienne.

Si vous vous mettiez en tête d'appuyer sur un grain de milium sans l'aide d'une aiguille hypodermique, vous ne feriez que l'enfoncer davantage; du coup, vous abîmeriez les tissus et y laisseriez une cicatrice.

Pour éviter l'apparition de grains de milium (généralement sur le front, les pommettes et le contour des yeux), il faut utiliser des produits bien adaptés à votre type de peau. Un produit trop gras sur une peau très sèche bloque les pores et provoque l'apparition de grains. Un produit trop desséchant sur une peau grasse produira les mêmes effets.

Au moment de votre visite chez votre esthéticienne, assurez-vous qu'elle retire devant vous l'aiguille hypodermique de son emballage et qu'elle désinfecte bien la région traitée avec une huile essentielle d'eucalyptus.

Les taches pigmentaires

Les taches pigmentaires apparaissent la plupart du temps à la suite d'une exposition excessive au soleil. Malheureusement, il n'existe pas de produits cosmétiques ou de traitement médical qui puissent les faire disparaître de façon permanente. Par contre, on peut les alléger par des soins exfoliants et des crèmes traitantes.

La couperose

La couperose se caractérise par l'apparition de petits filaments rouges et ténus de la grosseur d'un cheveu sur le visage. Les régions les plus atteintes sont les ailes du nez et les joues. La couperose se développe en particulier sur les peaux sensibles, fines ou sèches, surtout si elles sont mal protégées.

Il existe plusieurs causes à la couperose : le froid rigoureux, les abus du soleil, la mauvaise digestion et toutes les agressions internes et externes que subit la peau. Sous l'action de ces agents, les vaisseaux capillaires qui irriguent le derme subissent des dilatations, parfois même des ruptures, ce qui cause l'apparition de ces petits filaments rouges.

Vous devez donc éviter de nettoyer votre peau avec des savons et des produits alcoolisés, et d'utiliser des produits inappropriés. De plus, une trop forte consommation d'alcool et le tabagisme sont à proscrire. Pour se prémunir contre les agressions extérieures, une bonne crème de protection et des soins esthétiques réguliers représentent la solution idéale.

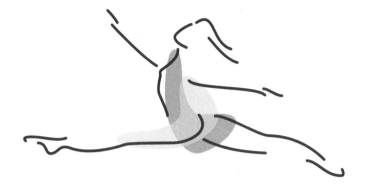

Chapitre 10

Fruits, algues et autres plantes

Comme je l'ai expliqué au début de ce livre, les Chinois, il y a plusieurs millénaires déjà, utilisaient diverses plantes pour soigner un grand nombre de maladies. Ils avaient découvert que certaines d'entre elles possédaient des propriétés fabuleuses. Par exemple, ils en faisaient des pansements pour les blessures, s'en servaient comme anesthésiants, traitaient les maladies vénériennes et guérissaient même certaines tumeurs. Sans compter qu'ils fabriquaient déjà des produits de beauté à base de ces plantes.

Par ailleurs, on a longtemps considéré l'esthétique comme un embellissement superficiel, mais de nos jours, on lui prête un effet qui s'exerce en profondeur. Elle est devenue un art qui harmonise santé, beauté et mental. On peut ainsi compter sur les huiles essentielles qui ont de formidables propriétés antioxydantes. En phytocosmétique, nous disons que nous travaillons avec l'âme des plantes, c'est-à-dire avec la quintessence de leurs produits actifs.

Dans un chapitre précédent, j'ai parlé des vertus de certaines plantes. Voyons maintenant ce que l'on peut tirer des fruits, des algues et d'autres plantes que nous offre la nature.

Les fruits

L'abricot a un effet tonique qui convient, en principe, à toutes les peaux, particulièrement celles qui sont ridées et flasques. Il est utilisé comme antirides et adoucissant.

L'avocat est reconnu pour ses vertus cicatrisantes et préventives du vieillissement. Il est recommandé pour les peaux sèches et sénescentes. On en tire un insaponifiable très efficace.

La pêche possède une action tonique, raffermissante et hydratante. Elle rend les peaux déshydratées aussi veloutées que la peau du fruit lui-même. Un masque de beauté composé d'abricot et de pêche maintient l'hydratation de l'épiderme. Il doit être utilisé à raison d'une fois par semaine.

Le citron possède, pour sa part, des effets vaso-constricteurs. Il favorise la reproduction cellulaire. On utilise l'huile essentielle de citron dans plusieurs formules pour le visage et le corps.

Les algues

Les algues sont des végétaux vivant à la surface ou dans les profondeurs des eaux douces ou salées. Il en existe des centaines de variétés : certaines sont microscopiques, d'autres sont gigantesques et peuvent même faire jusqu'à 300 mètres de longueur. La répartition des algues dans la mer s'observe en fonction de leur coloration. Les vertes sont situées près de la surface, les brunes un peu plus profondément et les rouges se trouvent dans les fonds marins, parfois à 400 mètres de profondeur. Certaines se déplacent librement dans l'eau, d'autres sont fixées par des crampons à leur environnement, d'autres encore se maintiennent à la surface de l'eau par des vésicules remplies d'air.

Les algues sont utilisées par l'homme à des fins très diverses. Il est possible de les employer brutes ou pour la préparation de matières premières. On s'en sert dans l'industrie alimentaire, en cosmétique et en agriculture. Elles sont aussi à la base de certaines thérapeutiques.

La composition des algues fraîches comprend des oligoéléments, des acides aminés, des vitamines lipo- et hydrosolubles et des phytohormones. Les oligoéléments sont particulièrement intéressants. Les algues contiennent du manganèse, du cobalt, du zinc, du potassium et de l'iode, entre autres, des éléments que l'on ne trouve qu'en très faibles doses dans le métabolisme humain.

Associées à d'autres plantes ou huiles essentielles, les algues servent, en cosmétologie, pour contrer le vieillissement, pour favoriser l'oxygénation cellulaire, pour combattre la couperose, l'acné, la séborrhée, les pellicules, la chute des cheveux et pour améliorer le raffermissement des seins. On les utilise aussi dans les soins amincissants pour les cas de cellulite.

Il est important de noter qu'en raison de la présence d'iode dans les algues, les cures sont déconseillées dans les cas d'hyperthyroïdie et d'affections cardiaques.

Le thé vert

Le théier est un arbrisseau qui fait partie de la même famille que les camélias. Il est cultivé surtout en Asie (Chine, Japon et Inde, principalement), mais également dans d'autres continents. Il existe trois grandes catégories : les thés fermentés ou thés noirs, les thés semi-fermentés ou thés oolang et les thés non fermentés ou thés verts, appelés aussi thés vierges. Les feuilles, traitées à la chaleur sèche ou à la vapeur, conservent leur couleur verte.

Ce sont les thés verts qui intéressent la phytothérapie, car ils possèdent intégralement leurs principes actifs. Ils sont d'un grand intérêt pour les régimes amaigrissants, car ils agissent directement sur le métabolisme des graisses et stimulent l'élimination des toxines et des déchets accumulés dans l'organisme. Ils constituent donc un atout supplémentaire.

Le thé vert contient des acides phéroliques, des flavonoïdes, des vitamines C et K ainsi que des vitamines du groupe B.

En cosmétologie, les extraits de thé vert se caractérisent par la présence de polyphénols, des anti-oxydants qui agissent contre les radicaux libres, voleurs de jeunesse et pires ennemis de l'épiderme. Ils sont les principaux responsables du flétrissement et du vieillissement de la peau, des taches pigmentaires et de certaines autres détériorations de la peau.

L'application de sachets de thé sur les paupières est un truc que tout le monde connaît pour faire diminuer les poches. Ce n'est peut-être pas le remède universel, mais il est tout de même très précieux.

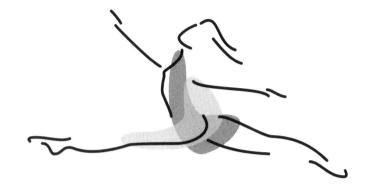

Chapítre 11

Conservez le galbe
de votre poítrine

Il n'est pas facile de conserver le galbe d'une belle poitrine parce que les seins ne sont retenus par aucun muscle. Ils n'ont d'autre support que la peau et le tissu sous-cutané. Pourtant, toutes les femmes sont préoccupées un jour ou l'autre par un éventuel affaissement, qui peut être imputable aux grossesses, au manque d'exercice ainsi qu'aux gains ou aux pertes de poids importants.

Il n'y a pas de recette miracle pour garder un buste bien galbé, mais on peut tout de même considérer certaines techniques pour retarder son affaissement. Voici quelques trucs que vous pourriez adopter dès maintenant :

❖ Établir un programme quotidien d'exercices renforçant les pectoraux ;

❖ Porter un soutien-gorge bien conçu ;

❖ Prendre des douches froides régulièrement ;

❖ Utiliser des crèmes raffermissantes composées d'extraits d'huiles essentielles de menthe, de romarin et de sauge ;

❖ Avoir recours à des soins par électropuncture à raison de deux fois par semaine pendant cinq semaines.

Il faut toutefois être réaliste : les produits destinés à la poitrine ne modifieront ni son volume ni la ptôse mammaire. Ils peuvent par contre agir sur l'élasticité et la fermeté du sein. En appliquant ces conseils fidèlement, vous obtiendrez des résultats intéressants.

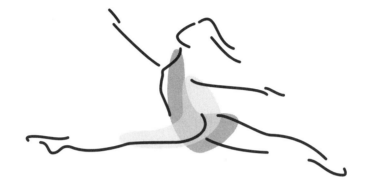

Chapitre 12

La cellulite, causes et solutions

La cellulite affecte la majorité des femmes ; d'ailleurs, plusieurs d'entre elles ont un mal énorme à s'en débarrasser. La cellulite atteint tant les femmes rondes que les minces. Elle se développe et s'installe progressivement et sournoisement. Pour savoir si vous « faites de la cellulite », pressez la peau du haut de votre cuisse entre deux doigts ; si vous êtes affligée de ce problème, vous apercevrez de petits nodules ayant un aspect capitonné que l'on appelle «peau d'orange». Il est important de prendre en main ce problème dès qu'il apparaît.

Son origine

Le développement de la cellulite a de multiples causes. On peut penser à la prise de pilules contraceptives, aux grossesses, au stress, à la fatigue, aux chocs affectifs, à une alimentation déséquilibrée, à la constipation, à une mauvaise circulation sanguine, aux modifications hormonales, au manque d'exercice, à l'hérédité, à une mauvaise respiration, au port de vêtements trop serrés et à la sédentarité. Dans ce dernier cas, signalons que la position assise et les jambes croisées entravent la circulation et favorisent son apparition.

Tous ces facteurs enclenchent le stockage des toxines sur des zones localisées, empêchant une irrigation maximale des tissus.

Les régions les plus affectées

Les zones les plus touchées sont le ventre, l'intérieur des genoux, les hanches, l'abdomen, les bras, la bosse de bison (à la base de la nuque) et, bien sûr, les cuisses où elle développe ce que l'on appelle communément la "culotte de cheval».

Les différents types de cellulite

La cellulite d'origine circulatoire et lymphatique avec œdème (rétention d'eau) est la plus fréquente. On l'observe de la taille aux genoux. Elle peut apparaître à tout âge et est de nature héréditaire. On l'associe à une sensation de lourdeurs aux jambes qui peuvent même être douloureuses. C'est une cellulite molle : en pressant sur la région, la peau devient blanche avant de rougir.

La cellulite indurée est causée par une surcharge d'eau (après les périodes menstruelles) qui s'accumule dans les tissus et crée de petits nodules. Ce type de cellulite est très dur et s'attaque aux hanches et à la face externe des cuisses (« culotte de cheval »).

La cellulite par amas graisseux s'accumule au fil des ans. Elle est provoquée par la sédentarité et une alimentation trop abondante et déficiente. Elle s'attaque aux hanches, à l'abdomen, à la zone du plexus et aux bras.

Gérer sa minceur

« *Les cures (et les crèmes) sont les armes les plus efficaces !* »

Il est difficile, de nos jours, d'éviter les surcharges caloriques. La vie familiale, sociale et professionnelle ne rend pas toujours facile la prise de repas équilibrés. Il faudrait pourtant y voir de près pour éviter que l'accumulation de graisses ne provoque l'épaississement du tissu conjonctif. Ce sont ces tissus qui ont tendance à retenir les liquides.

Ce que l'on consomme entre vingt et quarante ans s'élimine presque instantanément, mais au début de la quarantaine, les choses se compliquent. Pour conserver sa minceur, il faut adopter ou maintenir un bon équilibre alimentaire et axer ses activités sur l'exercice physique. Car l'ennemi le plus féroce est bel et bien la sédentarité.

Rien de mieux qu'une petite marche de trente minutes par jour pour corriger la situation. Une marche rapide est un excellent moyen de perdre les calories en trop. Lorsque vous aurez pris cette bonne habitude, vous pourrez passer au vélo ou à la natation pour améliorer votre performance. Ne vous imposez surtout pas un programme d'exercices trop sévères. Ce serait le meilleur moyen de tout abandonner après quelques jours ou quelques semaines.

Côté alimentaire, optez pour les fruits et les légumes, les poissons et les viandes blanches. Surtout, n'oubliez pas de boire au moins un litre d'eau par jour. Diminuez également votre consommation de graisses et d'hydrates de carbone, supprimez l'alcool, le tabac, le sucre et limitez l'apport de sel.

La conjugaison de quelques exercices et d'une alimentation saine favorise une meilleure hygiène de vie et, par le fait même, améliore les fonctions organiques.

La cellulite traitée par les plantes

« Les formules minceur font-elles vraiment maigrir ? »

Ces formules ne font pas de miracles, mais si vous y ajoutez l'effort recommandé, vous pourriez être étonnée des résultats. Ces formules améliorent l'aspect de l'épiderme à condition qu'on suive les indications et qu'on les applique tous les soirs, ou selon l'avis d'une spécialiste.

L'eucalyptus est un excellent reconstituant cellulaire épidermique qui favorise l'élimination des corps gras. La cannelle, pour sa part, est reconnue depuis des siècles pour ses vertus anticellulitiques, hyperémiantes et rubéfiantes. Elle permet de dissoudre les gras et favorise l'élimination des toxines par les voies urinaires et intestinales.

Les enveloppements aux huiles essentielles

Ce type de soins permet d'évacuer plus rapidement les toxines accumulées dans l'organisme. Il joue un rôle efficace sur la circulation, la cellulite et le raffermissement de la silhouette.

Les huiles essentielles sont appliquées sur le corps et soumises à une chaleur progressive, ce qui favorise leur pénétration. Par la suite, l'esthéticienne utilise un appareil à ventouses qui a pour effet de décoller la cellulite. Un simple traitement peut prendre environ 90 minutes. Pour des résultats concluants, une cure s'échelonnant de cinq à dix semaines, selon l'évaluation du type de cellulite, est grandement recommandée.

Le drainage lympho-énergétique

Voici une autre arme efficace et éprouvée contre la cellulite. Le drainage lympho-énergétique est une méthode basée sur des principes chinois, qui consiste en un travail conjugué sur le système lymphatique et le système énergétique. Vous serez étonnée des résultats rapides.

Cette technique consiste en des pressions sur des points d'énergie établis par la médecine chinoise afin de rééquilibrer les énergies circulant entre les organes et les viscères. Certains points sont situés sur les sillons tendino-musculaires de chaque côté de la colonne vertébrale. Ces pressions libèrent et stimulent la circulation énergétique, permettant l'évacuation des toxines de l'organisme.

Par la suite, l'esthéticienne qualifiée enchaîne avec des mouvements de massage en utilisant l'huile essentielle appropriée. Pour en savoir davantage sur le drainage lympho-énergétique, reportez-vous au chapitre 3.

Le raffermissement

«Que puis-je faire pour conserver le tonus de mes muscles et de mes tissus?»

Après avoir traité la cellulite, il est temps de penser au raffermissement tissulaire et musculaire, le seul moyen pour que le problème ne se développe pas davantage. Les exercices jouent un rôle primordial dans le raffermissement. Il existe aussi des crèmes raffermissantes composées d'huiles essentielles de menthe et de romarin auxquelles vous pourriez avoir recours pour améliorer l'état et la qualité des tissus et des muscles.

En terminant, j'insiste sur le fait qu'il n'existe pas de pilule ni de remède miracle pour faire disparaître de façon rapide et permanente la cellulite. La seule façon d'obtenir des effets concluants est d'y mettre les efforts requis et de persévérer dans le traitement.

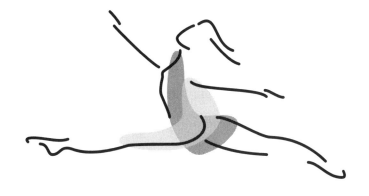

Chapitre 13

Les Vergetures et les jambes lourdes

Les vergetures sont la conséquence de tissus atrophiés qui se présentent sous l'apparence de petites cicatrices localisées sur les seins, les côtés des bras et des cuisses et sur le ventre. Elles apparaissent comme un ensemble de petits plis parallèles et allongés ayant l'aspect de stries rouges qui deviennent blanches par la suite. Le manque d'élasticité des tissus où elles se situent dépend de la qualité du collagène du derme.

Il existe plusieurs causes qui peuvent expliquer l'apparition des vergetures : les grossesses, l'obésité, la prise rapide de poids et la croissance chez les adolescentes.

On ne peut pas faire disparaître les vergetures en criant ciseau ; cependant, il faut savoir que le recours aux huiles essentielles de menthe et de romarin favorise la restructuration en agissant contre l'atonie des tissus. C'est donc le meilleur moyen, à ce jour, pour diminuer leur prolifération. Retenez aussi que l'utilisation de ces huiles sur une base régulière favorise un résultat optimal.

Les jambes lourdes : des solutions à votre inconfort

Les lourdeurs aux jambes sont la conséquence d'une mauvaise circulation sanguine. Les femmes, aussi bien que les hommes, en sont victimes.

Les principales causes sont l'hérédité d'abord, ensuite la puberté, les grossesses, les méthodes contraceptives et la ménopause. À ceci s'ajoutent le port de vêtements trop ajustés, le tabagisme, la sédentarité, l'habitude de prendre des bains trop chauds et le fait de rester trop longtemps debout ou assis sans bouger.

Il est donc important de rompre l'immobilisme en se déplaçant le plus souvent possible afin de rétablir la circulation sanguine. Prenez des bains dans une eau tempérée (37 °C ou 38 °C) qui auront un effet décongestionnant et terminez, si possible, par une courte douche à l'eau fraîche ou même froide sur vos jambes. Grâce à cette méthode simple, non seulement vous réactiverez la circulation, mais vous apaiserez aussi les malaises que vous ressentez.

Faites également attention à votre alimentation et buvez beaucoup d'eau. L'eau aide à la filtration et débarrasse le sang des déchets qui s'y accumulent.

Utilisez des huiles essentielles (dans votre bain) ou des crèmes composées de lavande, de ylang-ylang et de citron qui auront des effets non négligeables. Enfin, un drainage lympho-énergétique pourrait être une autre solution à envisager. Ces pressions et ces massages apporteront des bienfaits étonnants.

Le gant de massage et ses bienfaits

Une autre façon de favoriser la circulation sanguine est d'utiliser quotidiennement votre gant de massage et de le passer sur tout le corps – à l'exception du visage et du cou, qui sont des zones extrêmement fragiles.

Il existe plusieurs textures et qualités de gants. Il est important de faire un choix judicieux. Certains sont plus agressants que d'autres et risquent même de provoquer l'éclatement de petits vaisseaux capillaires. Le gant synthétique est celui que je recommande parce qu'il a l'avantage de pouvoir être utilisé mouillé, ce qui le rend moins agressant. La souplesse de ses fibres protège davantage les parois vasculaires. De plus, son entretien est facile.

Quand vous vous servez d'un gant de massage, il ne s'agit pas de frotter énergiquement jusqu'à en faire rougir l'épiderme. Allez-y mollo en effectuant toujours de petits mouvements rotatifs, de la voûte plantaire jusqu'au torse, en suivant la direction de la circulation sanguine. Répétez l'opération à quelques reprises. Prenez l'habitude de l'utiliser chaque jour.

Le gant de massage a pour vertu de redonner douceur et satiné à l'épiderme. Il contribue à supprimer toutes les petites cellules mortes encombrant sa respiration. Dans les cas de poils incarnés, il favorise la sortie du poil si bien que, très souvent, ce problème disgracieux se résorbe sans autre intervention.

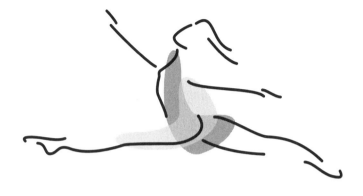

Chapitre 14

Le gommage corporel

Les cellules du corps se renouvellent de façon permanente et prennent, en moyenne, trente jours pour remplacer les cellules mortes. Celles-ci s'accumulent sur la couche superficielle de l'épiderme et finissent par disparaître par exfoliation, c'est-à-dire en se séparant en fines lamelles minces qui se détachent naturellement. Comme ce processus ralentit avec l'âge, l'accumulation de cellules mortes qui en résulte brime la respiration de la peau et crée des ir-régularités. La peau s'épaissit, devient terne et perd de sa luminosité. Le gommage, effectué par une es-théticienne, est alors la meilleure solution pour ré-soudre ce problème.

Le gommage corporel permet de libérer la peau de toutes ces cellules mortes et, de ce fait, de l'as-sainir. Celle-ci devient plus réceptive aux autres soins, qu'ils soient de nature amincissante, régé-nératrice, raffermissante ou hydratante. De plus, le gommage affine le grain de la peau et active la cir-culation sanguine.

Il n'existe pas de moment privilégié pour se prêter à un gommage corporel. Au printemps, il fa-vorise la régénération des tissus étouffés par le port des vêtements chauds durant la période hivernale. En été, il permet d'obtenir un bronzage uniforme, ré-sistant et lumineux. À l'automne, il débarrasse le corps des accumulations de crème solaire utilisée par temps chaud. En hiver, il libère l'épiderme des in-conforts et permet d'obtenir une meilleure hydrata-tion au moyen d'émulsions ou de laits corporels. Un épiderme oxygéné respire mieux et assimile de façon optimale les produits qui lui sont destinés.

Le gommage est un soin agréable à recevoir en institut de beauté. Le traitement dure environ une heure et est complété par un léger massage pratiqué avec une émulsion corporelle d'huile essentielle de citron et de glycérine, qui hydrate et nourrit l'épi-derme. Vous en ressentirez des bienfaits immédiats.

Comme un jardin a besoin d'être entretenu, votre corps mérite aussi que vous vous en occupiez afin de le conserver à l'abri d'un vieillissement prématuré et dans le meilleur état possible.

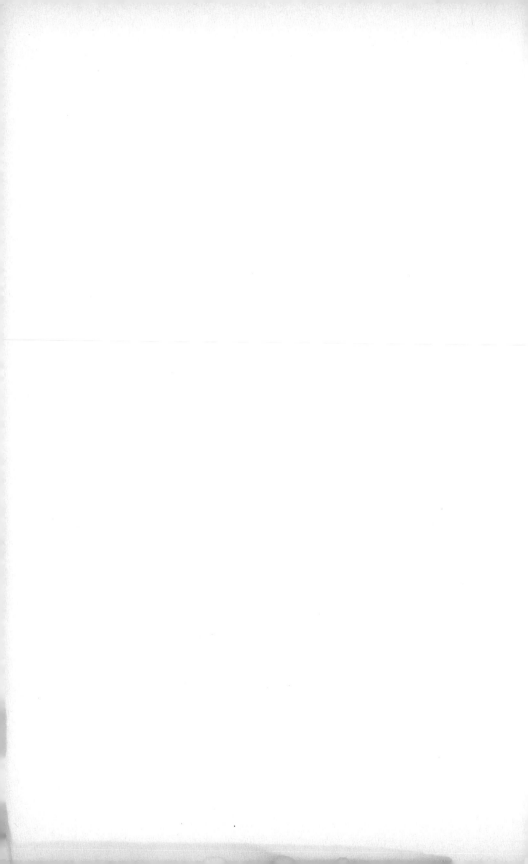

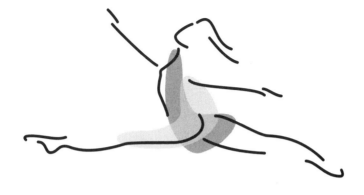

Chapitre 15

Des mesures antistress

Dans notre monde moderne, on est souvent bousculée par un horaire chargé : une vie professionnelle active, des tâches familiales à assumer et des activités sociales qu'on ne peut ou ne veut mettre de côté. Les conséquences en sont évidentes. On devient une victime facile de la fatigue et du stress, sans compter que la peau en subit un dur coup. En se regardant dans le miroir, on se rend compte que les traits sont tirés, et que le teint est brouillé et terne.

Il existe des tas de moyens pour retrouver la forme, le premier étant sans doute de s'accorder du temps pour soi, ne serait-ce qu'une petite heure par jour. Ce n'est pas un luxe, mais une nécessité pour la santé. L'important, c'est de prendre conscience de ses besoins réels.

La détente, une cure de Jouvence

Le sommeil et la détente sont à la base de toutes les cures de Jouvence. Ils permettent de récupérer après une dépense d'énergie physique ou mentale. Si vous croyez que vous manquez de sommeil, imaginez des trucs pour aller au lit un peu plus tôt. Généralement, chacun sait de combien d'heures de sommeil il a besoin pour retrouver la forme.

Il est aussi possible de se détendre à toute heure du jour. Il suffit bien souvent de fermer les yeux et de faire des exercices de respiration profonde. L'énergie reviendra rapidement.

Quoi de mieux encore que de profiter d'un bain dans lequel on aura versé des huiles essentielles! Selon l'essence utilisée, les effets seront différents. Certaines plantes activent la circulation, d'autres sont stimulantes ou relaxantes, selon le bien-être désiré.

Le petit-grain du Paraguay et le girofle sont reconnus pour leurs vertus anesthésiantes, relaxantes et décontractantes. Parce qu'ils favorisent le sommeil, ils sont conseillés aux personnes qui souffrent de surmenage ou d'insomnie.

Les formules stimulantes à triple action composées d'huiles essentielles de menthe, de romarin, de serpolet et de cannelle sont à la fois réénergisantes, raffermissantes et même amincissantes. C'est la formule idéale pour se réénergiser, perdre du poids et gagner du tonus.

Les formules tropicales pour la circulation à base de ylang-ylang et de citron sont recommandées pour favoriser la circulation sanguine dans les tissus cutanés. Elles sont indiquées pour les problèmes de fatigue et de lourdeurs aux jambes.

Après le bain, enduisez votre corps d'une émulsion en la faisant pénétrer par de légers mouvements de massage. L'hydratation que vous procurez à votre corps aide à conserver la qualité des tissus et toute leur jeunesse.

Le drainage lympho-énergétique: une thérapie de bonheur

Je me permets d'y revenir encore : le drainage lympho-énergétique est le meilleur moyen de vous détendre tout en vous réénergisant. Cette méthode vous permet de décrocher de vos préoccupations, en libérant votre physique et votre mental. C'est une source d'énergie qui favorise la récupération, vous redonne de l'énergie et accroît votre productivité. Vous serez ainsi mieux à même d'affronter les tâches qui vous sont imposées.

Des pressions exercées sur des points énergétiques permettent de rétablir l'équilibre des énergies entre les viscères et les organes. Le déblocage de ces points est généralement suivi d'un drainage lympho-énergétique, ce qui accroît la détente et active le phénomène d'élimination et le processus de régénération tissulaire.

La forme physique

Même si, à première vue, l'activité physique peut fatiguer davantage, c'est en réalité une habitude de vie saine que toutes les femmes devraient envisager. L'exercice physique représente le meilleur moyen de conserver sa jeunesse, car il active la circulation sanguine, aide à éliminer les toxines et permet aux muscles de rester en bon état pour jouer leur rôle.

Il n'est pas nécessaire de devenir membre d'un centre de conditionnement pour faire de l'exercice régulièrement. Une marche, de préférence rapide, autour de chez soi ne coûte rien et fait le plus grand bien. Le vélo et la natation sont également conseillés. Il n'existe pas de meilleur moyen de décompresser après une journée de travail. Si vous avez abandonné cette pratique depuis longtemps, allez-y petit à petit et faites-en une habitude quotidienne. L'exercice physique, jumelé au drainage lympho-énergétique, constitue la meilleure solution pour la santé de votre corps et de votre esprit.

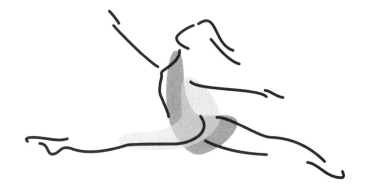

Chapitre 16

D'autres soins à envisager

Mal de dos, mal du siècle

Les maux de dos sont de plus en plus fréquents dans notre monde moderne. Presque tout le monde en a souffert un jour ou l'autre ! Et quand elles sont aiguës, les douleurs sont souvent insupportables.

Quelle que soit l'activité professionnelle à laquelle nous soyons soumises, les maux de dos peuvent apparaître et durer de longs mois. Le travail de bureau en position assise devant l'écran d'un ordinateur engendre ces malaises, qui peuvent même s'étendre au cou et aux épaules. Celles qui travaillent debout, notamment les coiffeuses, les caissières ou même les esthéticiennes, ne sont pas à l'abri de ces maux non plus. Et que dire des travailleurs de la construction qui sont affectés à des tâches physiques exigeantes ! Enfin, mentionnons que le stress peut aussi provoquer de sérieux problèmes de dos pour toutes les catégories de travailleurs.

On ne devrait jamais attendre d'être affligé d'un mal de dos pour réagir. Il existe une solution qui a fait ses preuves depuis fort longtemps : le massage.

Agir avant que la douleur devienne permanente

Le massage favorise la détente, permet de décompresser et de relâcher les tensions qui nous affligent. Il a pour but de dénouer les engorgements musculaires, de soulager les congestions et d'assouplir les tissus. Quand le malaise s'est installé, deux ou trois massages par semaine permettent de rétablir la situation. Il suffit, bien souvent, de prolonger le traitement avec un massage par mois pour s'assurer de garder la forme.

En résumé, le massage a des effets thérapeutiques, mais il a aussi des effets préventifs qui ne sont pas à négliger. Rien de mieux pour s'assurer de pouvoir remplir, chaque jour, les tâches que la vie nous impose !

Vos pieds aux petits soins

Les pieds ont de très lourdes responsabilités. Ils doivent supporter notre masse corporelle et nous conduire partout où nous allons. Pourtant, ce sont sans doute les mal-aimés de notre corps. Quand prend-on vraiment la peine de nous en occuper comme ils le méritent ?

Notre première démarche pour traiter nos pieds aux petits soins est de nous assurer de leur offrir les souliers qui leur conviennent, des souliers bien ajustés et pas trop serrés. C'est bien connu, en matière de chaussures, les femmes sont prêtes à souffrir pour se plier aux diktats de la mode, au risque de provoquer des déformations de leurs pieds. Ne serait-il pas possible d'allier l'esthétique à l'agréable en cette matière ?

Ceci étant dit, il faut aussi permettre à nos pieds de se reposer. En sirotant un bon verre de jus de fruits, faites-les tremper pendant dix minutes dans une eau tiède dans laquelle vous aurez versé quelques gouttes d'huiles essentielles de lavande et de ylang-ylang. Puis, prenez le temps de bien les assécher, surtout entre les orteils, pour éviter la prolifération des bactéries. Si vous les massez ensuite avec une émulsion composée de glycérine et d'huile essentielle de citron, vous vous sentirez rapidement envahie d'un bien-être inexprimable. Ce réconfort vous procurera une meilleure qualité de vie que vous saurez apprécier.

Enfin, terminez par l'application d'une couche de vernis sur vos ongles d'orteils pour les rendre plus jolis encore.

Attention à vos mains!

Les mains sont sans doute la partie du corps la plus soumise aux agressions extérieures. On n'a qu'à penser aux produits nettoyants, au froid, au vent et à la pluie. Le froid est particulièrement domma-geable parce qu'il altère le film protecteur qui se dessèche et devient vulnérable.

La peau qui recouvre les mains est fine et fragile. Elle contient peu de glandes sébacées, qui sont par ailleurs ralenties dans leur fonctionnement par grand froid. C'est pourquoi il faut les protéger et leur accorder tous les soins appropriés.

L'usage répété de détergents sans gants altère de la même façon le film protecteur. On voit alors ap-paraître de petites fissures et on ressent des déman-geaisons. Tous les facteurs agressants entraînent une accélération du vieillissement cutané qui fait que les mains perdent de leur charme.

Pour conserver ou retrouver de belles mains hy-dratées et douces, il suffit de les enduire d'une crème traitante et nourrissante et de les masser chaque jour, de préférence le soir, afin de permettre à la crème de pénétrer en profondeur. Je suggère un produit composé de glycérine et d'huile essentielle de citron. C'est tout ce qu'il vous faut pour remarquer une amélioration importante.

Prenez soin de vos mains, elles vous sont si précieuses !

Les ongles ne sont pas des parures

On n'y pense pas, mais les ongles ne sont pas des parures au bout de nos doigts. Ils ont un rôle éminemment important à jouer. Ils permettent un toucher délicat et la préhension de minuscules objets, sans compter qu'ils sont très pratiques pour se gratter quand une démangeaison se manifeste.

Leur croissance n'est pas uniforme chez tous et toutes. Par exemple, les femmes enceintes auront sans doute remarqué que leurs ongles poussent plus rapidement pendant leur grossesse. Afin de les garder en santé, l'alimentation joue un rôle important. La consommation de poisson, de fruits et de légumes crus améliore remarquablement la qualité des ongles.

Par ailleurs, si vos ongles se dédoublent et se cassent facilement, fortifiez-les en consommant deux petites gélules restructurantes composées de *Centella asiatica*, de prêle et de romarin. Après un certain temps, vous constaterez que vos ongles s'effritent moins et qu'ils sont plus résistants.

Il y a aussi de mauvaises habitudes dont on devrait se corriger. La première et la plus fréquente est, bien sûr, de se ronger les ongles. C'est un signe de nervosité et d'anxiété que l'on développe souvent durant l'enfance. Il n'y a rien de pire pour affecter la plaque des ongles et pour les déformer. Pour mettre fin à cette habitude, je vous suggère d'utiliser un vernis amer.

L'autre mauvaise habitude est celle de s'arracher les envies avec les dents, ces petites peaux qui se forment sur le pourtour des ongles. Les lésions qu'on engendre alors sont des portes d'entrée pour les inflammations de types panaris ou mycoses.

L'entretien régulier des ongles ne prend qu'une trentaine de minutes de votre temps chaque semaine. Si vous persévérez, vous les verrez se transformer rapidement.

D'abord, faites-les tremper dans une eau tiède savonneuse ; cette opération facilitera les autres soins. Ensuite, repoussez les cuticules délicatement avec un bâton d'oranger. Puis, massez-les avec une crème hydratante à base de glycérine et d'huile essentielle de citron. Assurez-vous de bien retirer l'excès de gras sur la surface de l'ongle avant d'y appliquer une base. Pour celles qui ont des ongles peu résistants, je conseille une base durcissante pour les fortifier. Enfin, recouvrez-les de votre vernis préféré. Ce traitement préventif vous permettra de les garder en santé.

L'épilation à la cire

L'épilation représente le meilleur moyen de conserver l'élégance de vos jambes. C'est un procédé sécuritaire, éprouvé et abordable. Lorsqu'on a fait l'essai de la cire, on ne veut plus retourner à la méthode du rasoir ou à l'utilisation des crèmes dépilatoires. Le rasoir est agressant et accroît la repousse des poils. Très souvent, on trouve même deux poils dans le même follicule.

En utilisant la cire, on ralentit la repousse considérablement. Le poil devient aussi plus doux avec le temps et prend l'allure d'un petit poil follet.

Afin de tirer profit au maximum de l'épilation à la cire, l'opération doit être effectuée toutes les quatre semaines environ. Vous constaterez que la repousse ralentit, diminue et devient rapidement clairsemée.

Les régions à épiler doivent être désinfectées avant et après le traitement. Assurez-vous aussi que la cire chaude utilisée pour les aisselles et les aines n'est pas recyclée, mais bien jetée à la poubelle.

Si vous avez des problèmes de poils incarnés sur les jambes, utilisez un gant de massage sous la douche ou en prenant votre bain. Les poils incarnés sont fréquents sur les peaux sèches, mal hydratées et cassent très facilement lors de l'épilation, ce qui affecte la qualité du traitement.

Si le problème vous paraît plus sérieux, utilisez un gel après épilation. Composé d'aloès et d'huiles essentielles de citron, de verveine et de lavande, le gel possède des vertus cicatrisantes, antiseptiques et ralentit la repousse de ces poils indésirables. L'intérêt thérapeutique de l'aloès repose sur sa teneur élevée en vitamines et en oligoéléments comme le manganèse, le cuivre, le zinc et le fer. Il représente un bienfait exceptionnel pour la peau en raison de ses vertus hydratantes très performantes. Son pouvoir de pénétration transcutanée est supérieur à celui de l'eau.

Après un traitement, il est important d'éviter les douches et les bains à l'eau trop chaude, de ne pas s'exposer au soleil ou sous une lampe solaire. N'oubliez pas que la peau demeure sensible et irritée durant au moins vingt-quatre heures.

L'épilation à la cire n'est pas la méthode définitive par excellence, mais elle vous procurera une très grande satisfaction tout en étant rapide, sécuritaire et abordable, sans les conséquences du rasoir ou des crèmes.

L'épilation par électrolyse

«Je trouve que les résultats sont lents à venir...»

Plusieurs femmes s'attendent à ce qu'un traitement par électrolyse fasse des miracles et enlève les poils en un rien de temps. Ce n'est pas le cas. Il faut être patiente. Il faut également suivre religieusement le traitement recommandé pour parvenir à un résultat intéressant.

À raison d'une fois par semaine au début, puis de façon régulière par la suite, une épilation complète peut prendre de 12 à 18 mois selon la région traitée et la pilosité de celle-ci. L'électrolyste est la seule personne qui est en mesure de constater l'évolution du traitement et la réaction de votre peau. Il est important de choisir une esthéticienne-électrolyste professionnelle bien formée (elle a à son actif 1 800 heures de cours) et de sentir que vous pouvez lui faire confiance. La complicité est une des clés du succès.

Après un traitement, évitez de toucher inutilement la région épilée pour ne pas qu'elle s'infecte. Si vous constatez la formation de petites croûtes, ne les grattez surtout pas ; elles tomberont d'elles-mêmes après quelques jours. Contentez-vous d'en aviser votre électrolyste. S'il y a apparition de rougeurs ou d'œdèmes (gonflements), appliquez-y des compresses d'eau très froide.

Appliquez le bactéricide qu'elle vous conseillera pendant les 48 premières heures. Évitez les savons et les sous-vêtements colorés en contact direct avec la région traitée.

L'électrolyse, c'est l'épilation définitive sans danger à condition de bien suivre les indications qui vous seront fournies.

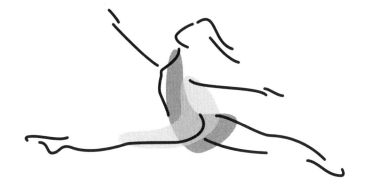

Chapitre 17

À quel type morphologique appartenez-vous?

Hippocrate avait découvert qu'il existe quatre tempéraments dans la nature humaine. Bien sûr, personne n'est de type pur; nous avons plutôt un tempérament prédominant tout en étant sujets à un ou à plusieurs tempéraments secondaires. La brève analyse qui suit vous permettra de déterminer quel est votre type principal et quelles influences secondaires vous touchent.

Le tempérament lymphatique présente une silhouette plutôt ronde et une obésité plutôt molle. La zone inférieure du visage est élargie. Son sens de la gourmandise est dominant, ce qui explique en bonne partie ses rondeurs. Son aspect physiologique : peau atone, mauvaise oxygénation, fréquentes apparitions de type acnéique. Organes dominants : poumons et gros intestin.

Le tempérament nerveux dévoile une personnalité cérébrale et intellectuelle. Sa silhouette est généralement mince, parfois maigre et très peu musclée. L'ovale du visage est rétracté. Son besoin dominant réside dans le travail mental. Son aspect physiologique : peau fragile, déminéralisée, fine. Organes dominants : vessie et reins.

Le tempérament bilieux est le signe d'une personne dynamique avec une silhouette assez grande, élancée, bien musclée et aux contours très définis. Le visage est carré ou rectangulaire. Il fonctionne par la vue et l'ouïe et ne rebute pas à l'exercice physique. Son aspect physiologique : peau à tendance grasse, séborrhéique et à pores dilatés, déshydratation. Organes dominants : foie et vésicule biliaire.

Enfin, le tempérament sanguin est le signe d'une personne dynamique avec une silhouette solide et trapue qui aime la vie. Il adore l'activité physique et le grand air et se présente comme très équilibré. La forme de son visage est ovale ou hexagonale. Son aspect physiologique : peau charnue, sensible au soleil, souvent déminéralisée, tendance à la couperose et à la transpiration. Organes dominants : cœur et intestin grêle.

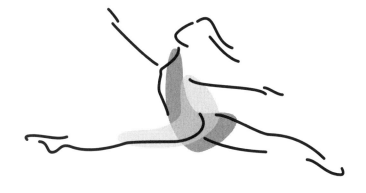

Conclusion

Bien choisir son esthéticienne

L'esthéticienne est une professionnelle avec qui vous devez vous sentir en toute confiance. Une complicité doit s'établir entre elle et vous afin que vous soyez traitée dans une atmosphère chaleureuse et de grand confort. Elle doit être à votre écoute et bien saisir vos besoins pour vous procurer le bien-être que vous recherchez.

Attention toutefois: vous ne devez pas vous attendre à des miracles! Elle n'en fait pas! En revanche, elle peut vous aider à retarder le vieillissement de votre peau, aussi bien sur le visage que sur tout le corps. Votre apparence franchira les différentes étapes de la vie plus facilement. Tous les soins que l'esthéticienne vous prodiguera devraient avoir des répercussions sur votre santé physique et mentale. Les effets ne peuvent être que positifs et salutaires.

Souvenez-vous que la peau a besoin d'être revitalisée de façon constante, mais qu'il faut tenir compte de l'âge, des agressions qu'elle subit et du climat. Une crème qui convenait à vingt ans n'est peut-être pas appropriée à quarante ou à cinquante ans. De même, une crème d'été devrait être mise de côté lorsque la saison froide arrive.

Évitez la routine et confiez votre épiderme aux mains expertes d'une esthéticienne. La fréquence des visites recommandée est d'une fois par mois ou, au maximum, toutes les six semaines. C'est vraiment ce qu'exige un entretien régulier. Tous ceux et toutes celles qui se soumettent à cette habitude de vie peuvent témoigner de leur bien-être et de l'excellence des résultats obtenus. Tentez l'expérience, vous verrez, vous aussi, les bienfaits que vous en retirerez.

Après cette lecture, il se peut que le lien direct entre la philosophie chinoise et la beauté demeure confus pour vous.

Pour vous aider à bien comprendre ce lien, j'utiliserai l'exemple de la plante. Ce sera pour vous plus concret.

D'abord, voici des analogies entre l'impalpable (phénomène difficile à saisir) et le palpable (qu'on peut toucher, saisir), deux caractéristiques qui influent sur la croissance d'une plante.

Impalpable	Palpable
Énergie	Peau
Rayons du soleil	Pluie
Vapeurs d'eau	Engrais
Âme de la plante	Crèmes — Produits

Poursuivons l'explication : si vous semez des graines dans la terre et que vous oubliiez de les entretenir, que se passera-t-il ? La nature parviendra sans doute, par la pluie (palpable) et les rayons du soleil (impalpable), à les faire pousser. Vous conviendrez toutefois que vous récolterez des plantes sans énergie, dotées de feuilles molles et entachées ; bref votre produit sera dans un état piteux.

Par contre, si vous arrosez vos graines (eau – palpable), que vous travaillez la terre pour la faire respirer, que vous y ajoutez de l'engrais (palpable) et que vous laissez les rayons du soleil (impalpable) fournir l'énergie nécessaire à leur croissance, laissez-moi vous dire que vous récolterez de belles plantes épanouies parées de feuilles en santé et dénuées de taches.

Autrement dit, philosophie chinoise (énergie interne – impalpable) et beauté physique (peau – produits – palpable) sont indissociables.

L'équilibre énergétique et l'équilibre lymphatique associés à la phytoesthétique forment une synergie parfaite et constituent le symbole de la beauté absolue.

C'est à la demande de mes fidèles clientes que j'ai décidé d'écrire ce livre. J'espère qu'il sera, à elles comme à vous tous, un guide précieux dans la recherche de la beauté.

Je tiens à remercier tout particulièrement en terminant Nicole Bouchard pour son écoute et son soutien de même que toutes les esthéticiennes qui travaillent à mes côtés. Elles furent ma source d'inspiration et des collaboratrices essentielles.

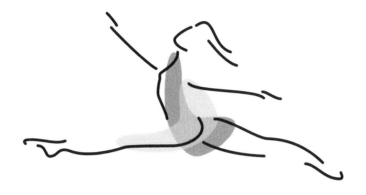

Lexique

Alipique : qui manque de gras.

Anomalie : imperfection.

Asphyxique : qui est bloqué, brouillé ; qui ne respire pas.

Astringent : qui resserre les pores, réduit les sécrétions sébacées.

Carminatif : qui expluse les gaz intestinaux.

Couperose : dilatation permanente des capillaires.

Dartre : affection cutanée accompagnée de desquamation (peau qui pèle).

Désinfiltration : élimination des toxines.

Fibroblastes : cellules du derme qui synthétisent les fibres de collagène et les fibres d'élastine.

Flaccidité : absence de fermeté, relâchement.

Grain de milium : petit nodule blanc formé de gras ou amas de sébum.

Hydrolipidique : qui caractérise le film cutané naturel constitué de sueur, de sébum, d'acides aminés ; ce film protège la peau contre les agressions extérieures.

Hypérémie : augmentation du calibre du vaisseau sanguin, sous l'effet de la chaleur, effet qui active le flux sanguin et l'élimination des toxines.

Lipides : graisses.

Oligoéléments : nom donné aux sels minéraux présents en petites quantités dans l'organisme (p. ex. : fer – zinc – magnésium).

Oxygéner : laisser respirer.

Régénérateur : qui reconstruit, améliore et rétablit les tissus.

Rubéfiant : qui rougit, qui donne une sensation de chaleur.

Sébum : gras sécrété par les glandes sébacées.

Sénescent : qui présente des signes de vieillissement.

Vascularisé : qui renferme beaucoup de vaisseaux sanguins.

Vasoconstricteur : qui diminue le calibre des vaisseaux sanguins.

Vasodilatateur : qui augmente le calibre des vaisseaux sanguins.

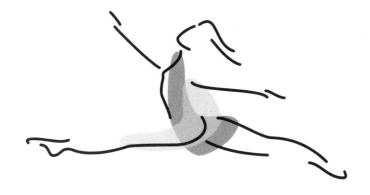

Table des matières

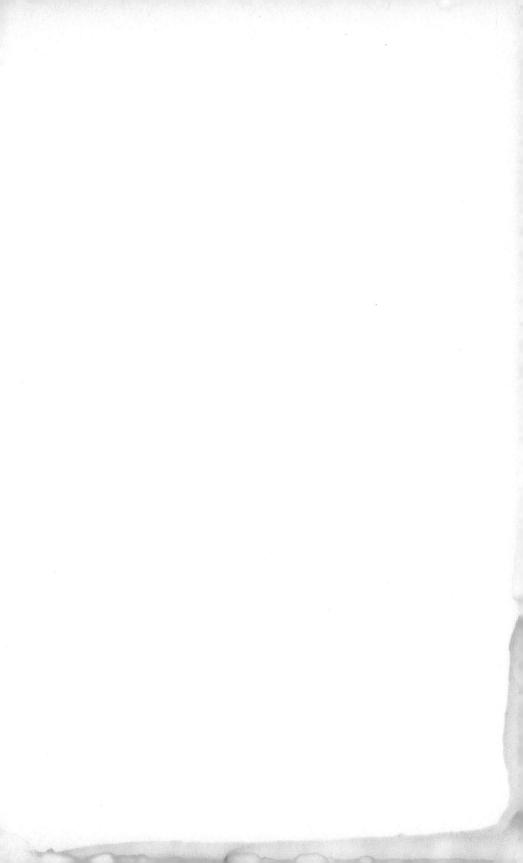

IMPRIMÉ AU CANADA